护理基础与技能提高系列用书

# 外科护理技术指导

## 刘 毅 著

U0256805

世界图书出版公司

广州·上海·西安·北京

图书在版编目（CIP）数据

外科护理技术指导 / 刘毅著. -- 广州：世界图书
出版广东有限公司，2019.8
　　ISBN 978-7-5192-6614-1

　　Ⅰ．①外… Ⅱ．①刘… Ⅲ．①外科学－护理学 Ⅳ.
①R473.6

　　中国版本图书馆CIP数据核字(2019)第171657号

| | |
|---|---|
| 书　　　名 | 外科护理技术指导 |
| | WAIKE HULI JISHU ZHIDAO |
| 著　　　者 | 刘　毅 |
| 责 任 编 辑 | 张柏登　曹桔方 |
| 装 帧 设 计 | 周　凡 |
| 责 任 技 编 | 刘上锦 |
| 出 版 发 行 | 世界图书出版广东有限公司 |
| 地　　　址 | 广州市新港西路大江冲 25 号 |
| 邮　　　编 | 510300 |
| 电　　　话 | 020-84451969　84453623　84184026　84459579 |
| 网　　　址 | http://www.gdst.com.cn |
| 邮　　　箱 | wpc_gdst@163.com |
| 经　　　销 | 各地新华书店 |
| 印　　　刷 | 广州市迪桦彩印有限公司 |
| 开　　　本 | 787mm×1092 mm　　　1/16 |
| 印　　　张 | 13 |
| 字　　　数 | 278 千字 |
| 版　　　次 | 2019 年 8 月第 1 版　　2019 年 8 月第 1 次印刷 |
| 国 际 书 号 | ISBN 978-7-5192-6614-1 |
| 定　　　价 | 39.80 元 |

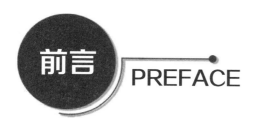
前言 PREFACE

　　为了适应新的形势和变化，更好地为广大护理工作者、护理专业学生服务，特编写了本书。本书在强调外科护理学基本知识和基本技能的基础上，注重学生的综合能力和临床护理实践能力的培养。

　　为了拓宽学生的知识面和激发学生学习外科护理学的兴趣，笔者在部分章节进行了知识拓展，以便了解一些疾病治疗的前沿知识和热点。另外，为了更好地贴近临床和实际应用，在讲述重大疾病之前添加了关于本疾病的典型案例，便于读者灵活地学习和掌握重点知识。

　　为了保证本书内容的新颖、准确，更好地掌握临床外科护理知识，笔者对内容进行了反复斟酌和修订，但由于时间仓促、水平有限，书中不足之处在所难免，在此恳请广大读者予以指正。

# 目录 CONTENTS

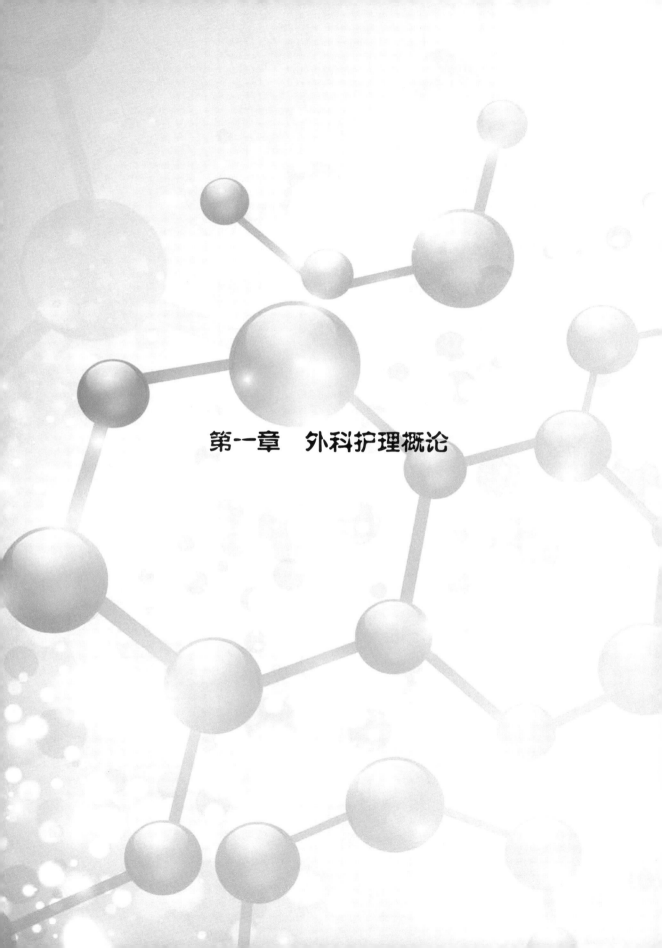

# 第一章　外科护理概论

# 第一节　外科护理学的概念与范畴

护理学是一门独立的、综合的、为人类健康服务的应用性学科。

外科护理学是护理学的一大分支，是研究如何对外科病人进行整体护理的临床护理学科。

现代护理观是以人的健康为中心，全面照顾护理对象在生理、心理、社会各方面的需求，达到促进健康、预防疾病、协助康复、减轻痛苦的目的。

健康是指身体上、精神上和社会适应上均处于完好状态，而不只是没有疾病和不衰弱。

发展历程：以疾病为中心→以病人为中心→以人的健康为中心。

外科护理学与外科学紧密相关，外科学是医学科学的一个重要组成部分。在古代，外科学的范畴仅仅限于一些体表的疾病和外伤，但随着医学科学的发展，对人体各系统、各器官的疾病在病因和病理方面获得了比较明确的认识，加之诊断方法和手术技术不断地改进，现代外科学已经包括许多内部的疾病。按病因分类，外科疾病大致可分为五类：

## 一、损伤

由暴力或其他致伤因素引起的人体组织破坏，如内脏破裂、骨折、烧伤等，多需要手术或其他外科处理，以修复组织和恢复功能。

## 二、感染

致病的微生物或寄生虫侵袭人体，导致组织、器官的损害、破坏、发生坏死和脓肿，这类局部的感染病灶适宜于手术治疗，如坏疽阑尾的切除、肝脓肿的切开引流等。

## 三、肿瘤

绝大多数的肿瘤需要手术处理。良性肿瘤切除有良好的疗效；对于恶性肿瘤，手术能达到根治、延长生存时间或者缓解症状的效果。

## 四、畸形

先天性畸形，如唇裂腭裂、先天性心脏病、肛管直肠闭锁等，均需施行手术治疗。后天性畸形，如烧伤后瘢痕挛缩，也多需要手术整复，以恢复功能和改善外观。

### 五、其他性质的疾病

常见的有器官梗阻，如肠梗阻、尿路梗阻等；血液循环障碍，如下肢静脉曲张、门静脉高压症等；结石形成，如胆石症、尿路结石等；内分泌功能失常，如甲状腺功能亢进症等，也常需手术治疗予以纠正。

外科学与内科学的范畴是相对的。如上所述，外科一般以需要手术为主要疗法的疾病为对象，而内科一般以应用药物为主要疗法的疾病为对象。然而，外科疾病也不是都需要手术的，而是在一定的发展阶段才需要手术，如化脓性感染，在初期一般先用药物治疗，形成脓肿时才需要切开引流。而一部分内科疾病在它发展到某一阶段也需要手术治疗，如胃十二指肠溃疡引起穿孔或大出血时，常需要手术治疗。不仅如此，由于医学科学的进展，有的原来认为应当手术的疾病，现在可以改用非手术疗法治疗，如大部分的尿路结石可以应用体外震波，使结石粉碎排出。有的原来不能施行手术的疾病，现在已创造了有效的手术疗法，如大多数的先天性心脏病，应用了低温麻醉或体外循环，可以用手术方法来纠正。由于介入放射学的迅速发展，使外科与内科以及其他专科更趋于交叉。因此，随着医学科学的发展和诊疗方法的进步，外科学的范畴将会不断地更新变化。

# 第二节　外科护理学的课程性质、目的、任务和发展

### 一、课程性质、目的和任务

外科护理学是在社会科学、自然科学理论指导下的一门综合应用科学，是研究如何对外科病人进行整体护理的临床护理学科，与外科学紧密相连。它包含医学基础理论、外科学基础理论和护理学基础理论与技术。外科护理学的教学目的是使学生在现代医学模式和现代护理观的指导下，适应社会经济发展和人群健康需求变化，适应科学技术的发展，适应医学模式的变化与发展，适应医学教育的改革与发展，对创伤、感染、肿瘤、畸形、梗阻、结石等各类外科病人根据人的身心、社会、文化需要，以人的健康为中心，以护理程序为框架，提供优质的个体化整体护理。

外科护理学是护理专业的主干课程，也是重点课程之一，历经约20年的发展历程，取得了显著成就。

### 二、外科护理学的发展

外科学和整个医学一样，是人们长期同疾病做斗争的经验总结，其进展是由社会各个历史时期的生产和科学技术发展所决定的。

**（一）外科三大难题**

1. 伤口感染化脓

伤口感染化脓，在医学上讲，就是局部伤口出现了感染的症状。外科上对这种情况的处理原则首先就是引流，将伤口的脓液充分排除，将伤口的窦道或者伤口内部进行充分的冲洗，使局部的细菌数量达到较低的水平。作为患者，除了到医院让外科医生进行局部的充分的换药引流做伤口处理之外，运动时要注意适当的制动，停止锻炼，也不能爬楼或者做比较剧烈的运动，因为这样会导致局部的感染加重。在饮食上宜清淡，同时还可以口服抗生素抗菌，增强局部抗感染能力。

2. 手术出血和疼痛

手术出血和疼痛可能是以下几种原因：一是术中血管壁受损但未破裂，术后由于炎症浸润、血管压力变化、局部组织恢复不良等因素诱发其破裂出血；二是血管受损并破裂，但因术中血管收缩剂的使用、血管自身收缩，以及术后填塞的压迫作用，受损破裂血管并未在术中及术后早期发生出血，且自身凝血过程启动，在血管破损处形成血凝块止血，但这种止血机制相较于主要血管的损伤程度、解除外源压迫、术区局部炎症反应、血管压力改变等合力作用还是比较脆弱的，因此，血凝块脱落、血管损伤处再暴露而发生出血；三是手术中动脉血管不完全撕裂，导致血液进入动脉外膜，局部形成血肿，在血流的冲击下，受损血管与血肿始终相通，不断扩大形成假性动脉瘤，其外壁相较于正常血管结构薄弱，诱发因素出现时更容易破裂出血；还有一种可能是在手术过程中并未明确损伤血管结构，而是过多破坏血管周围组织而导致的出血。

根据实际情况，可以通过以下方式进行治疗：一是在手术过程中尽可能减少正常组织结构的损伤，这需要扎实的专业解剖知识；二是减少对术后恢复造成不利影响的因素。

手术疼痛曾是妨碍外科发展的重要因素之一。1846年，美国 Morton 首先采用了乙醚作为全身麻醉剂，并协助 Warren 用乙醚麻醉施行了很多大手术。自此，乙醚麻醉就被普遍地应用于外科。1892年，德国 Schleich 首先用可卡因做局部浸润麻醉，但由于其毒性高，不久即由普鲁卡因所代替，至今普鲁卡因仍为安全、有效的局部麻醉药。

伤口"化脓"是100余年前外科医生所面临的最大困难问题之一，当时，截肢后的死亡率竟高达40%~50%。1846年，匈牙利 Semmelweis 首先提出在检查产妇前用漂白粉水将手洗净，遂使他所治疗的产妇死亡率自10%降至1%，这是抗菌技术的开端。1867年，英国 Lister 采用石炭酸溶液冲洗手术器械，并用石炭酸溶液浸湿的纱布覆盖伤口，使他所施行的截肢手术的死亡率自40%降至15%，从而奠定了抗菌术的基本原则。1877年，德国 Bergmann 对15例膝关节穿透性损伤伤员仅进行伤口周围的清洁和消毒后即加以包扎，有12例痊愈并保全了下肢，他认为，不能将所有的伤口都视为感染的，而不让伤口再被沾污更为重要。在这个基础上他采用了蒸气灭菌，并研究了布单、敷料、手术器械等灭菌措施，在现代外科学中建立了无菌术。1889年，德国Furbringer提出了手臂消毒法，1890年，美国Halsted倡议戴橡皮手套，这样就使无菌术趋于完善。

手术出血也曾是妨碍外科发展的另一重要因素。1872年，英国Wells介绍止血钳，1873年，德国Esmarch在截肢时提倡用止血带，他们是解决手术出血的创始者。1901年，美国Landsteiner发现血型，从此可用输血来补偿手术时的失血。初期采用直接输血法，但操作复杂，输血量不易控制；1915年，德国Lewisohn提出了混加枸橼酸钠溶液，使血不凝固的间接输血法，以后又有血库的建立，才使输血简便易行。

直到19世纪中叶，无菌术、麻醉止痛技术的问世，使外科学飞跃发展。

现代外科学奠基于19世纪40年代，先后解决了手术疼痛、伤口感染和止血输血等问题。

1928年，英国Fleming发现了青霉素；1935年，德国Domagk提倡用百浪多息（磺胺类药），此后各国研制出一系列抗菌药物，为外科学的发展开辟了一个新时代。再加以麻醉术的不断改进，输血和补液日益受到重视，这样就进一步扩大了外科手术的范围，并增加了手术的安全性。20世纪50年代初期，低温麻醉和体外循环的研究成功，为心脏直视手术开辟了发展道路。20世纪60年代开始，显微外科技术的进展，推动了创伤、整形和移植外科的前进。20世纪70年代以来，各种纤维光束内窥镜的出现，加之影像医学的迅速发展（B超、CT等）大大提高了外科疾病的诊治水平。

**（二）外科学在深度、广度方面迅速发展**

随着现代外科学在广度和深度方面的迅速发展，现在任何一个外科医生已不可能掌握外科学的全部知识和技能；为了继续提高水平，就必须有所分工。因此，外科要进一步分为若干专科：有的是按人体的部位，如腹部外科、胸心外科；有的是按人体的系统，如骨科、泌尿外科、脑神经外科、血管外科；有的是按病人年龄的特点，如小儿科、老年外科；有的是按手术的方式，如整复外科、显微外科、移植外科；还有的是按疾病的性质，如肿瘤外科、急症外科等。特别是由于手术范围的日益发展，对麻醉的要求不断提高，就需要有麻醉医生；建立监护病房，也是为了达到同一目的。此外，生物工程技术对医学正在起着更新的影响，而医学分子生物学的进展，特别对癌基因的研究，已深入到外科领域中。毫无疑问，外科学终将出现多方面的巨大变化。

**（三）21世纪外科发展的主流**

第一，蓬勃发展中的微创外科手术是一把"双刃剑"，手术本身就意味着损伤，外科医生追求的最高境界是既清除病变，又保护组织并恢复功能。自20世纪70年代以来，软质内镜的出现，便开始了微创技术向传统外科的渗入。1983年，英国医生Wickham首先提出微创外科（minimally invasive surgery）的概念，到 1987 年，法国医生 Mouret 完成了世界上第一例电视腹腔镜胆囊切除术以后，微创外科的概念才逐渐被广泛接受。至今大多数手术可以通过内镜和腔镜的方法完成。

但是腹腔镜手术自身的技术特征却束缚了外科医生眼和手的功能，降低了灵巧性。2000 年，美国食品药品管理局同意将机器人用于普通外科手术，手术机器人增加了外科医生的灵活性，并恢复了外科医生对术野的自主平稳控制力。2001 年，具有跨时代意义的远程手术在美国纽约和法国斯特拉斯堡之间完成。现在微创外科正朝着无体表切口的方向发展，2007 年，法国医生 Marescaux 领导的医疗小组完成了人类第一例真正意义上的"经自然孔道（主要是经口腔、肛门、尿道及阴道）内镜外科（natural orifice transluminal endoscopic surgery，NOTES）"手术，为一例 30 岁女性病人通过阴道成功施行胆囊切除术。

微创手术作为一种技术，事实上大多数是手术入路的微创化，只是有创手术走向无创手术的一个中间阶段，最终将被物理、化学、基因等治疗手段所取代。微创外科的发展离不开科学技术的推动，更离不开外科医生的需求，而不断出现的新型器械则可以刺激外科医生技术的提高。而作为一项技术，总会有其适应和禁忌，我们都应该理性地去理解和接受并发展之。

第二，器官移植——从神话到辉煌的现实。早在公元前 300 年，我国古代就有人将以器官移植治疗疾病作为一种神奇的传说而加以描述。法国科学家 Chyypi 于 1912 年首创的血管直接吻合法，使器官移植成为可能。

1954 年，美国外科医生 Murrav 成功地施行了肾移植并获得了长期存活。肾移植正式掀开了现代器官移植的篇章。1963 年，肝移植（Starzl）和肺移植（Hardy），1966 年，胰腺移植（Hllehei），1967 年，心脏移植（Barnard）先后获得成功。到 20 世纪 70 年代末 80 年代初，由于新型免疫抑制剂的问世，特别是与器官移植相关的一些学科推动了器官移植的全面发展。20 世纪 90 年代以后，在一些大的医疗机构，器官移植已成为安全有效的手术而广泛开展。

# 第三节　如何学好外科护理学

随着外科学的不断发展，我国外科护理工作与时俱进，看到了自身的不足之处，进一步加强与各外科护理人员的交流，学习国外先进的护理技术，承担起时代赋予的历史重任，为外科护理学的发展做出应有的贡献。

作为外科护士，不仅要学习和掌握本学科相关的知识和技能，用于实践，也要全面提高自身素质，着眼本学科的发展趋势，加强国际交流与合作，学习先进的技术和理论，创造成功的护理模式。

## 一、以现代护理观为指导

现代护理学理论包括四个基本概念——人、环境、健康、护理。1980 年，美国护士学会提出"护理是诊断和处理人类对现存的或潜在的健康问题的反应"，充分体现出护理的根本目的是为服务对象解决健康问题。几百年来，生物医学领域技术取得了长足进步，并对护理学的发展起到推动作用。但美国恩格尔提出的生物—心理—社会医学模式则为护理学的发展注入了新的生机，为护理学指明了新的发展方向。

护士是护理的提供者、决策者、管理者、沟通者和研究者，也是教育者。护理是护士与病人之间的互动过程，护理的目的是增强病人的应对和适应能力，满足病人的各种需要，使之达到更佳的健康状态。概括而言，外科护士在护理实践中，应严格要求自己，始终坚持以人为本，以现代护理观念为指导，以护理程序为框架的整体护理模式，收集和分析资料、评估病人现在的和潜在的护理问题、采取有效的护理措施并评价其效果。

## 二、树立正确的职业观和价值观

学习外科护理学主要是为了掌握知识，更好地为人类健康服务。作为一名外科护理工作者，仅有知识还远远不够，欲有效体现所学知识的价值并学以致用，关键是树立正确的职业观和价值观。为人类健康服务并非一句空话，需要有正确的指导思想和实质性内容，那就是在全心全意为病人服务的指导思想下，在实践中运用所学知识奉献爱心。只有学习目的明确、具有学习的欲望和乐于为护理事业无私奉献者，才能心甘情愿地付出精力并学好外科护理学。

## 三、坚持理论联系实际

外科护理学是一门实践性很强、为人类健康服务的应用性学科。学习过程中，一方面，要认真学习书本上的理论知识；另一方面，必须参加实践，将书本知识与临床护理实践灵活结合。坚持理论联系实际，使学习过程不仅仅停留于继承的水平，更应使之成为吸收、总结、提高的过程。学习外科护理学应结合案例，进一步印证、强化书本知识，才有助于解决护理实践中的一系列问题。在护理实践中，护士必须具备整体观念，仔细观察、加强护理、及时评价护理效果。通过独立思考，将感性认识与理论知识紧密结合，提高发现问题、分析问题和解决问题的能力。只有这样，才能不断拓展自己的知识和提高业务水平，成长为一名合格的外科护士。

# 第四节　外科医生应该具备的人文素养

社会科学技术的发展和现代科技在临床中的应用，提高了外科医生的治疗水平。如器官移植技术的应用极大改善了心、肝、肾等器官终末期疾病的预后，微创外科手术减轻了患者的痛苦。但同时也使外科领域成为一门高风险的科室，给外科医生带来了严峻的挑战，主要表现如下：人体的复杂性及外科技术的局限性使得外科医生的职业风险性高；外科医生对患者的临床决策存在差异；患者、家属及社会对医学的价值诉求与医学原则的矛盾难以平衡；手术治疗存在并发症风险；看病难及医药费贵等问题转变为社会对医院及医生的误解等。这些问题均可能转变为一场医患纠纷，传统上受人尊重的职业，为何如今外科医生的工作越来越困惑？这就需要我们在当前医疗环境下提高外科医生的人文素质，提高其处理问题的能力与技巧，建立和谐的医患关系，规避职业风险。

外科医生的人文素质是指除了专业素质以外的其他素质，包括医生的职业气质、为人处世、学术道德及对待一切事务的看法等。

## 一、良好的职业素养

职业素养包括了哲学理念和人文修养。人文修养体现了医生"以人为本"的服务理念，哲学是分析问题、解决问题的思维方法。外科医生在诊疗过程中通过从病史、体征及各项检查中收集信息来做出临床决策。具体到每一病人时，就需要在正确诊断的基础上，选择合理设计术式及手术范围，对可能的问题做好防范措施。这种哲学理念在外科实践中，往往比技术更重要。外科医生需要提高外科技能并将哲学理念运用到外科的实践过程中。临床服务对象是有生命的人，人是有感情、意识的。外科医生通过如何看待病人、如何处理自身与患者及社会关系上来表现自身的基本人文修养。良好外科医生应在具备高超技术的基础上还需要具备一些人文素质，如良好的品德、修养和作风等。在手术前与患者的沟通主要是交代手术的必要性、方法、可能出现的并发症及应对措施等，对于大多数医生只是例行公事，按照规章进行，但对于患者和家属而言却至关重要。许多患者及家属在与医生的谈话结束后仍存在较多的疑虑，甚至拒绝手术。这主要与医生在与患者及家属沟通时，表达上过于生硬，未设身处地为患者及家属着想，对于该解释未能确切交代，未解除顾虑，建立患者信心；甚至部分医生的表达方式及语气造成患者及家属的误解，如认为即使手术出了问题，也与医生无关，而是患者的问题，导致患者及家属不接受手术。

职业素养应该如何培养呢？作为一个外科医生，需要学习的东西确实够多，要做的事情太多，新技术层出不穷，社会舆论与压力的增大等，都迫使医生必须谦虚谨慎地去工作和学习，不断提高自身的修养。临床上外科医生应通过跟踪最新研究进展，加强业务学习及涉猎哲学、文学、艺术、伦理及心理等社会科学的学习来提高自身的综合素质。当外科医生具备了丰厚的人文底蕴时，就会有一种升华感，更有助于外科医生诊治患者。

## 二、注重科学的临床思维

医生应具备的临床思维是以逻辑思维为基础，通过已有的医学理论和临床经验对外科疾病进行综合判断，科学的临床思维是对疾病做出正确诊断的关键。临床中称职的外科医生需要具备渊博的医学知识、丰富的临床经验、良好的职业精神、严谨的工作态度、科学的思维方法。要培养科学的临床思维可以从以下三方面加强：

1.巩固基础知识。外科医生需要巩固自己对解剖、生理生化等基础医学知识的掌握，促进结合临床分析和解决临床问题的能力。

2.拓宽知识面。外科医生需要在掌握专业知识之外，还需加强对人文、自然科学层面知识的学习，拓宽自己的思路。

3.按规定严格采集病史，做好全面检查。正确理解并正确解释各项检查结果，通过加强与医技人员的沟通来提高自身对某些特殊检查的分析能力。

## 三、提高临床沟通技巧

在当前医患纠纷产生的原因中，较为突出的原因是侵犯患者知情同意权及医患沟通障碍，有数据表明，80%以上的纠纷与医患交流沟通障碍有关。首先，着装整齐是外科医生的基本素质，建立良好的第一印象有利于建立患者与家属的信任。其次，在医患沟通中，医生需要将沟通与法律常规相结合，建立法律意识，按照正规的操作流程进行沟通，充分尊重患者的知情同意权和隐私权，确保患者的权益不受侵犯，同时也有助于维护外科医生自身的利益，以便最大限度杜绝医患纠纷的发生。最后，和谐的医患关系除需要提高职业素质外，还需要感情的沟通来维系。外科养生需要注意在沟通过程中，表现出尊重患者、善待患者，给予患者更多的人文关怀。

笔者在临床实习时，曾见证过这样一个例子。某医生在为一外伤性小肠破裂患者手术时，发现患者的阑尾红肿，在未征得患者及其家属同意的情况下做了阑尾切除术，术后患者虽痊愈出院，但多次要求医院赔偿切除阑尾的损失费，引起了一场医疗纠纷。其原因主要是医生没有充分履行患者知情同意权的告知义务，没有在术中与患者或其家属进行及时沟通与必要解释。因此，需要加强外科医生的临床沟通能力，这对于年轻的外科医生来说尤为重要。年轻医生可能因缺少专业经验而处于劣势，如果不能掌握有效的临床沟通技巧，那么患者对你的信任度就会大打折扣，这将直接或间接影响患者治疗的效果和病情的好转。

## 四、营造人文环境氛围

外科管理者需要注重从细节入手，营造科室浓厚的人文环境，加强科室文化建设，为外科医生制造良好的人文环境，以使外科医生心情愉悦地投入到工作中。在具体科室中，实行将外科医生人文素质水平纳入到考核中，建立奖励机制，完善激励机制。具体为对表现好的外科医生进行鼓励，促进医生自觉加强人文素质建设。此外，注意引导媒体宣传，加强对医生的关心，不应以点概面制造医患矛盾的舆论，以便为医生创造一个良好的人文氛围。

## 五、重视外科医疗过程中的人文关怀和人性化服务

外科手术本身就是一种创伤，在某些情况下会出现难以避免的并发症，延长康复时间。如果手术效果不满意，不但不能解决患者的躯体痛苦，相反更会加重其心理负担，这对外科的临床工作提出了较高的要求。作为一名外科医生，不仅要从医学的角度考虑一般的临床常规工作，更多的是应该站在患者的立场去考虑如何实现"人性化"的临床工作，让患者在自然、正常、充满人性关怀的状态下经历整个外科诊疗过程。

以前，常有患者抱怨"看病难，住院难"的问题。近年来，医院通过以患者为中心，加强医院运行管理，优化服务流程，提高了效率。例如，把平均住院日从15.3天降低到8.2天，不仅能合理有效地缩短患者等候床位时间，同时还有助于缓解看病难，看病贵问题；通过开展预约诊疗服务，有利于患者进行就医咨询，提前安排就医计划，减少了患者的候诊时间，也有利于医院提高效率和降低医疗安全风险；手术室实现全天候开放和开展日间手术，剔除了不必要的等候时间，极大地方便了患者就医。以上这些措施充分体现了"以人为本，患者至上"的核心价值观。

就具体的服务患者来说，应注意以下一些细节。例如，术前谈话是患者手术前要经历的重要步骤，尤其对手术高度紧张的患者要由主刀医生与患者进行术前谈话，交代手术的必要性、安全性、危险性、术后可能出现的问题，以及对策与准备等。可是笔者发现，有的患者在谈话之后，却顾虑重重，甚至拒绝施行手术。其原因是医生在术前谈话时，过于简单生硬，过于程序化，应该交代的确实都交代了，但是应该让患者树立信心及与医生积极配合治疗的方面却谈得很少。试想，这种情况下患者又怎么能接受手术呢？这不仅是谈话艺术，也是人文关怀的体现。

外科治疗的同时，还要更多地考虑治疗方法的人文价值，最大限度地改善患者的生存质量。比如，在乳腺癌手术中，外科医生应该在条件许可的情况下给患者提供几种手术方案，并与患者本人讨论各种术式的利弊，鼓励患者参与自己手术方案的选择，尽量避免常规手术所造成的巨大手术疤痕，使女性患者术后在生理和心理上都得到很好的康复。

在手术结束后，最好由主刀医生将患者推送回病房，及时解决患者的术后疼痛、腹胀

等不适，给患者传递一种温暖的感觉，使之得到全方位的人文关怀。例如，有一位医生，每次在手术结束时都亲手帮助活动不便的患者穿衣提鞋，并送到病房，出院后还定期给患者打电话，询问恢复情况，并提醒其注意事项。这让患者在离开了医院以后，仍然可以感受到来自医院和医生的关心。就是这些微不足道的小事却在实际工作中产生了良好的效果，这位医生几乎没有发生过医疗纠纷，即使有时出现术后并发症，患者也毫无怨言，也会主动配合治疗。

# 第五节　外科医生的职业精神与理念塑造

## 一、外科医生的职业精神

### （一）外科医生职业精神的解读

1.医学职业精神概述

医学职业精神（medical professionalism)作为专门的学术用语，是借鉴国外职业精神研究成果而出现的一个专用名词。国内精通英语的学者多主张自译成"医学专业精神"。

将古今中外无数医家所集中体现出来的精神追求及其达到的思想境界进行概括、抽象，就可以给医学职业精神做出如下的界定：医学职业精神是指从医者表现在医学行为中的精彩的主观世界，是其在医学实践中创立和发展并为整个医学界乃至全社会、全人类所肯定和倡导的基本从业理念、价值取向、职业人格及其职业准则、职业风尚的总和。医学职业精神是科学精神与人文精神的统一、群体性与个体性的统一、实然性与应然性的统一，而其实质是医学人集求真扬善于一体的职业价值追求。

2.外科医生职业精神界定

外科医生职业精神是医学职业精神的特殊表现形式和重要组成部分。一般来说，外科医生职业精神的主要内容由职业立场（即世界公认的医学人道主义和利他主义的专业要求）、职业目的（即通行于医学界的救死扶伤、服务健康的专业要求）、职业态度（即从医者必须具备的爱岗敬业、恪尽职守的专业要求）、职业理想（即全面优化医学价值追求的医乃仁术、大医精诚的专业要求）所构成。其表现形式主要如下：职业素质，即科学素质与人文素质的整合；职业人格，即科学人格与人文人格的整合；职业风尚，即科学风尚与人文风尚的整合；职业准则，即科学准则与人文准则的整合。其中，职业素质与职业人格主要是由外科医生个人加以体现，职业风尚与职业准则主要是由外科医生群体加以体现。职业素质与职业风尚是实然性和描述式的，而职业人格与职业准则则是应然性的和蓝图式的。

3. 外科医生职业精神重构的意义

外科医生职业精神重构的意义首先取决于医学职业精神所具有的基本功能。这些基本功能是医学职业精神为医学实践提供职业动力、职业导向、职业自律，提供职业形象、职业承诺、职业信用等。其中，前三项是对内功能、基本功能，后三项是对外功能、辅助功能。两类功能互补，充分体现出临床外科服务的价值，有利于建立和谐的医患关系，有利于促进外科学的健康发展。

外科医生职业精神重构的意义还取决于临床外科医学的特殊专业要求。临床外科服务时间性强、环节复杂、患者期望高、医生的压力大、诊治风险高等。这些特点决定了一名合格的外科医生不仅必须具备过硬的技术本领，而且必须具备过硬的职业精神。外科医生职业精神重构的意义更取决于克服职业精神危机的现实呼唤。

（二）外科医生职业精神的内容

外科医生职业精神的主要内容，重点是外科医生必须着力培育的职业理念及其必备的职业素质。

1. 敬畏生命

敬畏生命是医生从业的第一公理。敬畏生命伦理学的创始人施韦泽明确指出："善的本质是保存生命，促进生命，使生命达到其最高度的发展；恶的本质是毁灭生命，损害生命，阻碍生命的发展。""从而，伦理的基本原则是敬畏生命。"敬畏生命要求以生命神圣论为根本立场实现生命神圣观、生命质量观、生命价值观的统一。另外，敬畏生命的职业精神还要求外科医生时时注意防范经济至上主义、科学至上主义的侵扰，坚持人的生命至上的职业立场不动摇。

2. 以人为本

医学是最富有人道性和人情味的职业。近代集科学大师与思想大师于一身的康德曾提出过一个著名的命题：人是目的，至少不能被纯粹当作手段。对于一名外科医生来说，以人为本就是以病人的健康利益乃至生命为本。应该正确地认识到：外科医生固然有很多追求，如提高手术技能、改善手术术式、推动学科进步、促进医院发展，甚至改善自己的生活。但是，所有这些对外科医生职业而言，都只是手段，只有当它服务于医学根本宗旨，即病人的健康时，才是有价值的。在外科服务中，坚持以人为本就是要坚持服务病人的根本宗旨，不能以其他次要目的排斥和代替根本宗旨。

3. 追求和谐

和谐是一种医生美德、职业准则，也是一种应该达到的医学交往境界。实现和谐靠的是在高超医术基础上的追求和谐的职业精神——关爱病人、平等交往、诚实守信。在遇到医患矛盾时，外科医生应该首先正视和解决自身存在的不和谐问题，怨天尤人只会加剧不

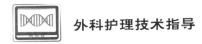 

和谐的局面。

4. 善于沟通

外科医学手段尤其是外科治疗手段（手术治疗最为典型）总是带有侵入性、风险性，甚至伤害性，有些还存在着明显的不确定性，如何得到病人及其家属的了解、理解和认可，沟通就尤为重要。作为实用性最强的一种职业精神，沟通素质已引起我国外科医生的高度重视和广泛运用，并且取得了良好的效果。

5. 勇于承担责任，坚守道德原则

在外科实践中，严格照着查房制度实行。目前，没有专业的培训用于医生责任感和职业道德原则的培养，大多数医生主要是通过前辈的言传身教学会做医生的责任。外科医生的素养修炼是责任感的来源，这是从家庭、社会及老师构成的成长环境中培养出来的行动。

6. 富有同情心

外科医生需要认真对待患者的诉求，坚持一切以患者为中心，将患者的利益放在首位。外科医生在日常工作中，会遇到利益的冲突，而社会责任感和道德水平决定了他们对利益的态度。这种职业精神是对医生利益观的检验。只有具备良好职业精神的医生才会自觉将患者的利益放在第一位，坚持一切以患者为中心。

7. 遵守伦理原则，明确患者具有知情权和隐私权

具备良好职业精神的善于沟通的医生的前提是遵守伦理学原则。当前，缺乏有效的培训课程，大部分医生忙于工作，没有空闲时间来进行自修，导致人文修养几乎靠性情。在临床中，大多数医生还是表现了较好的职业精神，尊重患者的权利，和患者正常沟通。

8. 良好的团队精神

只有注重团结协作才能促进外科手术的顺利进行。同事之间及上下级医生之间的关系是职业精神的重要体现。团队之间的合作需要训练与磨合，也是道德水准的重要体现。

## 二、外科医生理念的变化

随着现代医学模式的冲击，外科医生的理念也发生了巨大变化，这其中包括从"巨创"到"微创"，从经验医学到循证医学，从"只看病不看人"到"人文医学"的回归，从手术切除到修复、置换及从手术成功到全方位的快速康复外科（fast track surgery）等方面的变化。科学的进步首先起始于理念的变化，由此可见理念上的革命将会比技术上的革命影响更为深刻。

1. 外科微创化

微创外科本身不是一种专科，它是在微创理念指导下的一项技术，更重要的是体现了一种外科思维方式。在微创理念的变化过程中，还存在概念的误区，微创外科是从整体医

学的角度出发，强调的是局部和全身的统一，涵盖了外科理念和外科技术两方面的含义，而并非单纯的腔镜外科或是"小切口"。若片面追求"微创"，以完成腹腔镜手术，忽略病人的实际情况，则会增加病人的创伤，影响远期疗效。

微创的理念正在渗透至各种外科技术，使传统外科向着"外科微创化"的方向发展。应认真培养外科医生，尤其是年轻医生的微创理念和微创外科技术，将微创理念贯穿于临床实践的始终。

2. 临床医学新思维——循证医学

现代外科学要求必须以最佳科学研究的结果为依据。循证医学（evidence based medicine, EBM）是以证据为基础的医学，要求在严格的科学证明的基础上开展医疗工作。外科病人的治疗很大程度上依靠手术，但往往有多种手术方式可供选择，仅凭经验评价某种手术方式的优劣是非常困难的，更需要应用循证医学的方法来客观评价。美国一项调查结果显示：40%的手术是可以不做的。循证医学是外科医师实现自我知识更新和理念纠偏的最佳手段，可以通过学习循证医学接触到目前最新、最好的治疗方式，并以此来指导自己的临床实践。

迄今为止，外科学仍然有大量的问题尚无定论，外科医生只有利用循证医学的思维，多学科协作（multi disciplinarv team, MDT）才能从大量的最新研究成果中遴选出最有价值的信息来指导临床工作。

3. 切除—修复—置换—功能外科理念

20世纪初期，外科基本上是切除和缝合，而现在已转变为精准切除、精确修复和无止境替代。外科手术不但要去除疾病对病人的困扰，其最终目的是要恢复人体的生理功能。在当今社会，人们不再满足于某种器官功能丧失的生活，而是要通过修复和置换恢复人体的正常生理机能。从单一的追求"挽救生命"的目标变为"缓解（或治愈）疾病，改善生活质量"的双重标准，要求不但能恢复健康，还能保证病人的生活质量，从而产生功能外科的理念。对于乳腺癌而言，目前的治疗模式已经出现了根本改变，首先体现在手术范围的逐渐缩小。在做完保留乳房的区域切除后，可以让病人继续保持良好的形体，保证较高的生活质量。在2008年美国国立综合癌症网络发布的指南中，提倡早期保乳治疗，前哨淋巴结活检替代腋窝淋巴结清扫，增加了乳腺癌根治术后乳房重建原则。因此，现代外科医生不再只是简单地将病变组织切除，而是开始尝试用各种生物或非生物的材料取代人体的各种病变或毁损的组织和器官，研究新术式，尽可能保留机体的自主功能。今后有望通过基因的重组和修补，恢复人体的器官生理功能，甚至心理功能。

4. 技术医学时代与人文精神的回归

20世纪以前的医学，在疾病诊治方面的能力区分有限，现代外科技术的发展已经是日新月异，现代化医院里装备了各种诊断仪器和设备，但滥用高新技术、医患矛盾、道德下降等问题日益突出，医学中的人文精神在现代科学技术洪流的冲刷下失去了往日的光彩。如手术的方法上过于标新立异，显示"创新"，不选择适合我国国情的简单有效、医疗费低的技术，一味地追求最新设备和技术的应用。由于诸多方面的原因，医患关系日趋紧张，医疗纠纷不断发生，已成为一个突出的社会问题。生物—心理—社会医学模式的确立，要求医者不仅从生物学的角度来对待病人，还要从其心理和社会的角度来考虑其疾病的发生、发展和转归的过程，给予病人更多的人文关怀，承担起更多的社会责任。医生应该是人性丰满的人，需要以道德为前提来应用外科技术，应该回归"治病救人"的最高境界。

外科学在数千年的历史中改变了世界，而外科学本身也随着世界在改变。纵观外科学历史，外科学的发展会使外科医生的理念在某一时期产生变化，而外科医生理念的变化则指引着未来医学的发展方向，外科学在这种周而复始中不断获得进步，每一次理念的变更都会带来随后的发展高峰。医生观念的更新有时比专业知识的更新更为重要，当代外科医生理念的改变，将给外科学带来新的发展契机。

# 第二章　手术室管理和工作

# 第一节　概述

手术是外科治疗的重要手段，任何手术对病人都会产生心理和生理负担，手术的创伤会导致并发症、后遗症等不良后果。因此，围术期的主要工作：①术前全面评估病人的身心状态，做好术前准备，使病人具备充分的思想准备和良好的机体条件；②手术中保证病人的安全及手术的顺利进行；③手术后尽快帮助病人恢复各项生理功能，促使病人早日康复。

## 一、围术期的概念

围术期（perioperative period）是指从决定手术治疗时起至与这次手术有关的治疗基本结束为止的一段时间。它包括术前、术中、术后三个阶段：①手术前期，从病人决定接受手术至病人被送上手术台。②手术期，从病人上手术台至手术后病人被送入复苏室或病房。③手术后期，从病人被送到复苏室或病房至病人出院或继续追踪。

围术期护理（perioperative nursing care）是指为病人在围术期提供全程、整体的护理。加强病人术前至术后整个治疗期间的身心护理，通过全面评估，做好充分的术前准备、术中配合和术后护理，以有效的措施维护机体功能，提高手术安全性，减少术后并发症，促进病人康复。

## 二、手术分类

1. 按手术目的分类

诊断性手术：为明确诊断而做的手术，如活体组织检查、开腹探查术等。

根治性手术：一般对肿瘤而言，良性肿瘤完整切除即可，恶性肿瘤根治手术则要求将原发灶与相应区域淋巴结一并切除。

姑息性手术：目的是减轻症状，用于因条件限制而不能做根治性手术时，如晚期鼻窦癌做空肠吻合术，以解除幽门梗阻症状，但肿瘤未能切除。

美容性手术：就是把自己不满意的部位（面部或身体）通过手术的形式矫正达到期望的样子，其主要的目的是为了美容，使面部或身体某部位更加美观。

2. 按手术时限分类

择期手术（selective operation）：施行手术的早晚不影响手术效果，可以进行充分的术前准备。

限期手术（confine operation）：施行手术时间虽然尚可选择，但不宜过久延迟，尽可能在短的时间内做好术前准备。

急症手术（emergency operation）：病情急需在最短的时间内做手术前准备，并迅速实施的手术。

# 第二节　手术前患者的护理

手术前，要对病人的全身情况有足够的了解。根据疾病的轻重缓急、手术范围的大小，评估是否存在手术风险大或术后恢复不利的异常因素，以及影响整个病程的潜在因素，如心、肺、肝、肾、内分泌、血液、免疫等器官或系统的功能及营养、心理状态等。因此，应详细询问病史，进行全面的体格检查，了解各项辅助检查结果，评估病人对手术的耐受力，如发现问题，应在术前予以纠正，术后加以防治。

## 一、护理评估

### （一）健康史

1. 一般资料：如性别、年龄、职业背景、受教育程度、宗教信仰、生活习惯、烟酒嗜好等。

2. 现病史：本次发病的时间、原因、诱因、症状、体征及相关检查。

3. 既往史：过敏史、手术史、外伤史、各系统伴随的疾病等。

4. 用药史：如抗生素、抗凝药、降压药、镇静药、利尿剂、皮质激素、留类化合物（类固醇）等使用情况及不良反应。

5. 婚育史：如为女性病人还应了解月经史。

6. 遗传史：家庭成员有无同类疾病等。

### （二）身体状况

1. 主要器官及系统功能状况

（1）呼吸系统：①胸廓形状；②呼吸频率、节律、深度和型态（胸式／腹式呼吸）；③呼吸运动是否对称；④有无呼吸困难、发绀、咳嗽、咳痰、哮鸣音、胸痛等；⑤有无吸烟史、肺炎、肺结核、支气管扩张或慢性阻塞性肺疾病。

（2）心血管系统：①脉搏速率、节律和强度；②血压及血容量；③皮肤温度、色泽及有无水肿；④体表血管有无异常，有四肢浅静脉曲张；⑤有无心肌炎、心脏瓣膜疾病、心绞痛、心肌梗死、心力衰竭。

（3）泌尿系统：①有无尿频、尿急、排泄困难；②尿液的颜色、透明度及比重；③有无前列腺增生、急性肾炎或肾功能不全。

（4）血液系统：有无牙龈出血、皮下紫癜或外伤后出血不止。

（5）神经系统：①有无头晕、头痛、眩晕、耳鸣、瞳孔不等大或步态不稳；②有无颅内高压或意识障碍。

（6）其他：①内分泌系统，有无甲状腺功能亢进症、肾上腺皮质功能不全及糖尿病；②肝脏有无黄疸、腹水或肝硬化；③有无营养不良及电解质紊乱。

2. 辅助检查了解实验室各项检查结果，如血、尿、大便三大常规和血生化检查结果，了解 B 超、X 线、CT 及 MRI（核磁共振成像）等影像学检查结果，以及心电图、内镜检查报告和其他特殊检查结果。

3. 手术耐受力：评估病人的手术耐受力。（1）耐受良好：全身情况较好、无重要内脏器官功能损害，疾病对全身影响较小。（2）耐受全身情况不良、重要内脏器官功能损害较严重，手术损害大，疾病对全身影响明显。

## 二、主要护理诊断

1. 焦虑、恐惧与对疾病本身、麻醉和手术预后的担心，住院费用高，对医院环境陌生等有关。

2. 营养失调：低于机体需要量与疾病消耗、营养摄入不足或机体分解代谢增强等有关。

3. 睡眠形态紊乱与疾病导致的不适、环境的改变和担忧有关。

4. 体液不足与疾病所致液体摄入量的不足、体液丢失或体液在体内分布转移等有关。

5. 知识缺乏：缺乏相关的术前准备、麻醉及手术等相关知识。

## 三、护理措施

### （一）心理辅导

1. 建立良好的护患关系，了解病人的病情及需求，通过适当的沟通技巧，给予关怀、安慰，取得病人及亲属的信任。

2. 心理疏导和支持鼓励病人表达其感受和恐惧、焦虑等不良情绪，帮助其宣泄。以恰当的言语和安慰的语气给予适度的解释。使病人能够以积极的心态配合手术和术后治疗。动员病人的社会支持系统，使其感受到被关心和重视。

3. 帮助病人正确认识病情，指导病人提高认知和应对能力，积极配合治疗和护理。

4. 制订健康教育计划，向病人说明术前准备的必要性，帮助病人认识疾病、手术相关知识及术后用药等注意事项。逐步掌握术后的配合技巧及康复知识，使病人对手术的风险及可能出现的并发症有足够的认识及心理准备。

### （二）基本准备与护理

1. 饮食和休息：加强饮食指导，鼓励摄入营养丰富、易消化的食物。创造安静舒适的环境，必要时遵医嘱给予镇静安眠药。如病情允许，应在白天增加适当的活动，促进睡眠。

2. 适应性训练：①术前两周应停止吸烟，指导病人正确深呼吸和有效的咳嗽、咳痰方法；②教会病人自行调理卧位和床上翻身的方法，以适应术后体位变化；③特殊手术体位应指导术前进行体位训练；④术前指导床上练习排尿和排便。

3. 输血和补液实施大、中手术前，遵医嘱做好血型鉴定和交叉配血试验，与血库联系备好一定数量的红细胞或血浆。有水、电解质及酸碱平衡失调、贫血、低蛋白血症的病人应在术前予以纠正。

4. 协助完成术前检查，遵医嘱完成术前各项心、肝、肺、贤功能及凝血时间、凝血酶原时间、血小板计数等检查，协助医师改善病人心、肝、肺、肾功能，提高病人手术耐受力。

5. 预防感染，遵医嘱合理应用抗生素，及时处理已发现的感染灶，避免病人与其他感染者接触、根据医嘱执行预防性应用抗生素。

6. 胃肠道准备：①成人择期手术为防止麻醉或术中呕吐引起窒息或吸入性肺炎，成人应在麻醉前 8~12 h 禁食、禁饮；小儿麻醉前应禁食（奶）4~8 h；必要时进行胃肠减压；②涉及胃肠道手术者，术前 1~2 日进流食；③结肠或直肠手术，在术前及手术当天清晨行清洁灌肠或结肠灌洗，以减少并发感染的机会；④幽门梗阻的病人，需在术前用温生理盐水洗胃。

7. 手术区皮肤准备：①沐浴：术前 1 日清洁皮肤，重点为手术区域的部位；腹部及腹腔镜手术的病人应注意脐部消毒清洁；若皮肤上有油脂或胶布粘贴的残迹，用松节油或75% 的乙醇擦净。②毛发的处理：除非切口及手术区的毛发影响手术操作，术前不要去除毛发；若毛发影响手术操作，手术前应剪除。

8. 手术日的护理：①认真落实各项准备工作；②体温升高或女性病人月经来潮时，应延迟手术；③遵医嘱给予术前用药、留管等；④进入手术室前取下活动性义齿、眼镜、发夹、手表、首饰和其他贵重物品，拭去指甲油、口红等化妆品，指导病人排尽尿液；⑤与手术室接诊人员仔细核对病人的信息，如姓名、性别、年龄、住院号、手术部位等，做好病历、X 线检查片、CT 片、特殊用药及物品的交接；⑥根据手术类型及麻醉方式准备麻醉床，备好床旁用物，如吸氧装置、心电监护仪、负压吸引装置、输液架等。

### （三）特殊准备与护理

1. 急症手术者在最短时间处理伤口、做好急救处理等，同时进行术前准备，建立两条以上静脉通道，迅速补充血容量，改善病人水、电解质及酸碱平衡失调状况。

2. 营养不良病人常伴低蛋白血症，可引起组织水肿，影响术后愈合。营养不良者抵抗力低下，容易并发感染。如血浆白蛋白测定值低于 30~35 g/L 或转铁蛋白低于 0.15 g/L 时，则需要术前进行肠内或肠外营养支持。

3. 高血压者在术前应继续服用降压药物，病人血压在 160/100 mmHg 以下时可不做特殊准备。血压过高者（如 180/100 mmHg），术前应选择合适的降压药物，但要求血压降至完全正常后才手术。

# 第三节　手术室管理工作现状与统筹

## 一、手术室管理工作现状

手术室工作的所有医务人员来自较多部门，包括外科、麻醉科、手术室护士等，科室间良好的合作是保证手术质量的关键，但手术室相关的科室却缺少科学、合理、系统的协调管理体系，存在诸多问题。只是手术室相关护理人员较稳定，而其他医务人员的流动性比较大。每天手术台数和手术时间均存在不确定性因素，加上急诊手术的影响，使得手术室护理人员以及麻醉科人员配比、外科手术医生配合不默契，从而延误手术，可能危及患者生命安全，造成医疗纠纷。手术室的监控管理体现于合理安全。手术室环境比较特殊，污染较严重，例如手术仪器、呼吸机、麻醉机，以及各种护理仪器等造成辐射、噪声，各种麻醉药物挥发排放造成污染。手术室的布局以及结构需合理安排，加强消毒灭菌管理。手术室的工作风险较高，且劳动强度大，护理人员工作任务烦琐、负担重，一旦疏忽可能造成不可挽救的局面。因而合理、科学地安排管理体系，简化工作流程，可以提升管理工作效率。但是，目前手术室人员管理较为片面，仅针对手术室所有护理人员，却忽略了麻醉科以及其他各科室相关工作人员。因而将麻醉科及其他临床相关科室均纳入手术室人员管理范畴之内，并进行合理、统一、规范地管理，才能保证手术高质量、高效顺利完成。

## 二、人力资源管理方法

1. 人才的合理选择

《资治通鉴》中曾经记载："大匠无弃材，尺寸各有施。"根据每个医务人员的能力，进行合理的岗位安排。而没有经过培训过的医护人员，只要通过不断地学习与总结，服从上级安排，兢兢业业，最终也能适应工作。

2.学习氛围浓厚

良好的学习氛围有着积极影响，每周各个科室应组织所有工作人员进行专业学习 1 h，学习手术室的基本知识及专科手术配合。并抽查所有医务人员的工作笔记，督促医务人员，使得其业务不断提升，为各科配备可选人才。

3.树立模范

由于手术室护理人员能力不同，管理者不仅要督促帮助较弱者，还应从工作能力突出的人员中挑选出学习的榜样，激励能力较弱者，提升手术室护理人员的整体工作水平与能力。

4.适时授权

手术室管理工作十分复杂，管理者不可能做到事事亲为，因而需学会合理委派授权。管理人员在授权时需知人善用，授权留责。委派任务时需详细告知容易出错的问题，避免出现错误，根据能力委派组长，授权组长做到以下方面：值班期间合理安排人员，备班人员轮换，手术台次的调配，急诊物资管理等。授权期间，管理者需监督控制职权，不能放任。

### 三、管理者决策需明智

作为一个优秀的管理者，不仅要明确各项工作指令，还要有敏锐的洞察力，正确判断。在日常手术室管理工作中做出具有指令性的决策，统筹兼顾。

1.落实制度，规范工作流程

管理者应当加强医院感染工作的管理，以医院感染控制原则为根据，设立出合理、科学的工作流程，降低医院感染率。逐步完善各项操作流程与规章制度，如手术安全核查制度、安全用药制度、清点制度、术后污染处理、保洁制度及器械交接制度等，使得工作人员的工作内容明确，从细节上得以规范操作流程。

2.手术台的调配控制

医务处等相关部分做好协调工作，合理安排手术时间。为了应急，每天手术室需预留一个手术台，以避免扰乱正常手术的进行。

3.设备管理

作为管理者应详细了解本部门所有的医疗设备器械，并全面掌握其情况，定期对运行设备进行养护。及时更新到期仪器，检查好设备，保证设备完好，故障设备以及报废设备应及时解决，做好设备应急预案，以备不时之需。

4.引进新产品

医务人员应大胆创新手术室各种新用品，保证新产品安全、科学且实用，并进行广泛的推广及申请临床应用。新产品的出现不仅有利于患者安全，还能简化日常工作，带来很多方便。

## 四、管理者应具备良好的人际交往

手术室面对的人际关系比较复杂，只有态度谦和、互相信任，才能避免纠纷的出现。手术室医务人员在日常交流与接受建议时，需耐心倾听，控制好自身情绪，并尊重对方，建立和睦的沟通氛围。例会上认真倾听，鼓励护理人员积极表达，并予以适当激励与批判，共同探讨问题。在人际交往中，不能一味地责怪对方或者自责，而应讲究策略，把握好分寸。

## 五、果断的危机资源管理能力

在手术室这个特殊的场所，管理者随时都要实施危机管理。例如在所有择期手术均已经开始的情况下，急需进行一台急诊手术。管理人员需了解各间手术进展情况，预测可用人员与手术间的情况，并做出恰当的安排。尽可能安排辅助人员准备手术物品，配合负责人，提供可利用的人力、物力资源。在危机资源管理上，每个危机的化解都是对团队作战力的一次考验。

## 六、团结合作理念

手术室高质量管理工作与运作是手术室所有工作人员努力的结果，团结是高效顺利完成手术的关键点。手术室流出量比较大，为了确保手术室有序地运行，规范操作流程的同时，所有医务人员要相互配合，良好合作，顺利完成手术。管理者发挥优秀的领导作用，带领所有工作人员有序高效地开展日常工作。手术室所有医务人员均需要穿戴好手术衣物，包括鞋帽及口罩、衣服，离开手术室时换好外出衣物。院外参观人员需经医院相关部门批准，才可到固定地点参观、学习。手术室应当保持肃静，禁止高声喧哗，手术期间医务人员不应闲聊或做其他与工作无关的事情。所有医务人员需团结一致，相互配合，以达成手术室团队目标。

## 七、全局统揽能力

手术室管理工作十分复杂，包括了日常手术人员调配、上下级关系及资源管理、事务协调、后勤保障、设备维护、院内感染监控、资料整合等。管理者在这个过程中应协调好每个人的工作，保证手术室工作顺利进行。负责好手术室行政和业务事务管理工作，配合手术医生完成手术，督促所有工作人员严格执行手术室相关规章制度，并组织所有护理人员学习及进修，强化专业知识技能。领导护理人员做好术前、术后准备，督促护士手术前铺好器械台，分类配好手术器械，做好清点、清洗、摆放工作。叮嘱、监督护士做好手术前湿布擦拭工作以及术后患者伤口护理工作。合理分配任务，总揽全局管理，保证各科手术顺利完成。

手术室医疗工作复杂且涉及广泛，是多科室合作性医疗活动，建立合理、科学的手术室管理工作体系是保证手术顺利开展及完成的关键。针对目前管理现状，合理管理及分配工作人员，加强手术室和各科室的合作，同时完善非手术室人员管理规范。完善科学的手术室管理体系，可满足手术室发展的需求，提高医疗服务质量。

# 第四节　信息化管理在手术室管理中的应用

手术室作为医院一个重要组成部门，承担着临床科室手术的重要任务。把信息系统引入手术室的日常管理工作，顺利实施手术室与临床科室以及相关科室的工作对接，是信息技术在医院临床领域的进一步扩展和延伸，从而有效提升了管理决策数字化水平，实现了医院主体管理的完全信息化。

## 一、不良事件信息化管理在手术室管理中的应用

### 1. 不良事件信息化管理的重要性

手术室医疗安全是医院管理的重点，护士在每天的工作中会执行无数个护理活动，任何一项操作不当都可能为患者的安全带来隐患。越来越多的实践证明，医疗差错和不良事件报告系统能促进医疗质量和患者安全。三级医院评审标准中也明确要求：护理安全管理要有主动报告护理不良事件与隐患信息的制度，并进行成因分析及改进措施。对不良事件的上报及原因分析才是减少伤亡的最有效的预防方法。医院管理层如何发现并杜绝这样的隐患，通过以往强制性上报、对问题的回顾性分析、填报纸质不良事件登记表等，已经不能满足日益增加的安全管理工作的需要，因此，需要利用计算机网络建立一个高效、畅通、无障碍的不良事件上报系统，以发现安全体系中的薄弱环节。目前，国内外许多医院通过网络开展不良事件上报，但由于软件的开发与使用必须与医院自身的医疗信息系统相结合，无法照搬他家，故需要研发适合自身的信息系统。通过不良事件信息化管理软件，建立"针对系统 + 非惩罚性环境"的无障碍上报系统，通过网上填报、软件整理信息，鼓励全院护理人员参与，专家团队讨论分析及时给予反馈的机制，提高护理不良事件上报效率，减少延迟报告、瞒报和漏报，促使手术室安全管理举措落到实处。另外，对上报的不良事件及时分析原因并对系统加以改进，淡化对个人处理，让当事人及其他所有成员都能吸取教训，不用或少用惩罚手段，以鼓励护士及时上报，变被动报告为主动报告，以及在第一时间了解院内的安全隐患并采取控制措施；让每一位医务人员意识到自己是系统中的一个组成部分，积极投入到安全隐患的防范工作中。

2. 压疮防护的信息化管理

例如，在手术室，由于手术体位及长时间手术等原因，压疮屡见不鲜。压疮治疗关键在于早发现、早预防、早治疗，如何防治压疮仍是护理学领域的难题。过去，医院对压疮患者的信息传报和监控都是采用书面形式进行，存在传报工作烦琐、传报工作量大、即时性差、患者信息传递慢、监控效率低等问题。压疮上报流程与监管系统信息化平台的研发与应用，是实现压疮防治与监控管理的有效手段。防治压疮，首先就要做好压疮的监控工作，高效实施对压疮的监控，准确了解临床患者发生压疮的危险因素，做到动态监管、及时介入、早期预防、早期治愈是新时期护理管理者的一个重要课题。利用自动化办公平台研发信息化压疮上报系统，由难免压疮评估表、登记表、压疮发生上报表及压疮转归登记表四部分组成。及时评估压疮危险因素，术中及术后手术室护士及时发现压疮并在上报压疮管理小组的同时给予初步处理，再由护理部门及管理小组对压疮情况进行动态、实时管理，从而使得压疮上报与得到压疮专业小组救治时间缩短，缩短患者压疮康复时间，压疮上报率提高，压疮发生率降低。此外，信息化上报平台的建立，让护士在每日工作中实时上报患者压疮进展情况，避免上报者与管理者正面接触的同时，采用非惩罚方式提高护士上报积极性。对已报过的压疮患者，如需转到其他科仍需继续监控的患者，只要通过搜索功能，即可资源共享，转入科室即可继续跟踪评估，省去了护士重复上报的烦琐，又避免了漏报现象。

## 二、手术器械消毒供应集中化管理中的信息化管理

1. 根据现代化医院发展要求，手术器械消毒供应应集中化管理。原卫生部明确规定，医疗用品消毒灭菌应建立清洗、消毒、灭菌操作的过程记录并实现可追溯性，通过对整个手术器械包供应链进行分析，将供应链分成几个部分共多个信息采集点，对供应链相关信息进行采集，对器械包标签进行无重复编码。由于器械包在供应链中处于流动状态，位置随时都会发生变化，为了确定器械包在某一特定时刻的位置，必须给器械包设计一个位置编码来确定其具体位置，在器械包位置发生变动时，位置编码相应进行变化，使计算机系统能准确判断器械包的具体位置。

2. 手术器械信息化管理过程中追溯要素通过条形码，在数据库中对所有信息链进行分析，可即时生成一份包含特定器械包的详细信息清单，内容包括每个主要信息采集点的所有参数，实现了器械包的全程质量追溯。出现不合格物品时，如为灭菌未达到要求，可通过条形码、灭菌锅号和灭菌锅次3个参数，检索出同一批次不合格物品详细清单，在最短时间内实现不合格物品的召回。器械追溯系统信息化管理，实现了工作流程最优化、集中供应规范化、管理监控实时化，进一步提高了手术器械消毒灭菌工作质量和专业化管理水平，促进了手术器械管理的科学化、规范化、标准化。

### 三、手术护理电子病历三级质量控制系统

**1.手术电子病历的优势**

第一，提高工作效率，有利于数据的统计检索。以往的手术护理病历都是手工书写，不仅加大护士的工作强度，准确性也得不到保障。纸质护理病历的质量控制，在归档前由质控人员通过人工抽查完成，随机性较大，不能保证手术中护理病历书写质量。归档后由病案室进行病历的审核，任务繁重，效率不高。手工护理数据无法进入医院信息管理系统，不能实现对护理信息的自动化管理和共享利用。大量护理病历数据作为医院宝贵的资源难以用于统计、科研和检索。设计和应用护理电子病历是提高医院护理管理水平和工作效率的客观要求。

第二，提高护理质量和管理水平。电子病历，不仅是医疗护理活动实践的记载，也体现了医疗机构的护理质量和管理水平。制定手术室护理电子病历书写质量考评标准，建立与完善护理电子病历质量控制系统，实现护理电子病历三级质量控制，能够使护理文书书写标准化，减少护理病历记录缺陷，促进护理质量的持续改进与提高，提高护理工作效率。通过护理电子病历，护理管理人员就会精确地知晓某一时间段或时间点所有护理人员书写完成护理病历的质量及病案实时查阅。以往护理管理者只有到病区亲自翻阅纸质病历，才能够查阅到护理病历信息。

**2.及时查阅患者信息，针对性地进行术中护理**

手术室护士可通过病房护理电子病历了解患者具体情况，做到术中有针对性地护理，确保了临床护理安全。应用文本模板要结合手术具体情况，调整记录的内容；树立护理病历的法律性和严肃性，注意个人密码的保密性，并定期修改，提高自我保护意识。对打印后的纸质手术护理记录单实行手工签名后再夹入病历的严格规定，以保证其法律效力。

**3.有利于手术室的标准化、规范化管理的充分利用**

医院和手术室的计算机网络，以原有的手术护理记录单为蓝本，创建手术护理记录电子模板，以此书写、打印手术护理记录单。为手术室提供了一个方便、简捷的工作平台，提高了工作效率和质量，实现了手术护理的标准化、规范化、信息化管理。

### 四、手术室二级库信息化管理系统

**1.手术室二级库实施信息化管理的必要性**

手术室是医院外科的重要部门和枢纽，随着医学科学的发展，各种医疗器械和一次性医疗物品、植入性材料的大量使用，传统库房管理模式的不足逐渐显现：一般情况下，手术室的无菌库房、清洁库房及器械库房都是由专人负责管理，要求这个管理人员能全面了解库房物品的摆放，各类物品的数量及编号、有效期，这种单纯依赖于管理者的记忆及体力劳动的库房管理方法，已远远落后于现今的信息化管理。因此，这样的管理事实上是一

种无序的管理，其低效、繁杂并且缺乏有效监督，很可能导致科室财产的浪费及流失。如果因为手术室物品放置、分类不明确、有过期物品，而导致延误抢救，影响手术时间和造成病人术后感染，可能引起医疗纠纷。由于物品消耗发生在医疗活动的各个环节，手工或 Excel 表数据庞大繁杂，很难及时、全面、准确地提供物品管理信息。为了保证医患双方的利益，通过使用手术室库房信息化管理系统与医院信息管理系统联网，对手术的物品供应进行管理，可在保证物品供应的基础上，做到高效、优质、低耗、开源节流。管理者无需每日清点库房物品，从而极大提高了管理者的工作效率，减轻了管理者的心理压力和劳动强度，保证了物品和器材的及时供应，减少了人工管理的漏洞。通过手术室收费录入系统，可完成患者各项费用的录入，便于所有物品的核账与及时请领。

2. 信息化管理方法

近年来，手术室"高值医疗耗材"越来越多，以往手术室在高值耗材的管理中采取的是粗放式管理，在使用高值耗材时，一般由手术科室术前到医院采购部申领，特殊耗材由使用科室术前自行通知供应商送货，然后由护士拿到手术间使用。手术室护士不参与高值耗材的申请、保存及收费。这种管理模式使手术室护理人员不了解植入物品的来源，操作中存在盲目性，在护理管理中存在着安全隐患。在手术室使用"高值耗材二级管理库"，管理信息系统能够明确管理责任，堵塞管理漏洞，提高管理效率。所有在手术中使用的高值耗材均以备货形式存放在手术室二级库房。根据择期手术和急诊手术的需要配备基数专人保管。患者需要使用以上耗材时，术前一天由经治医生网上提交手术通知单时在备注栏上注明所需用材料的名称、规格及数量。手术室专管人员从高值耗材二级管理库中准备当日手术所需物品，采供部工作人员通过"信息系统"及时了解二级库存数量，并及时补充基数。手术室专管人员每月根据出库清单定期清点库存，准确掌握耗材流向。

## 五、手术室病理标本的信息化管理

1. 病理标本信息化管理的必要性

作为手术室护理工作中非常重要的一项内容，手术室护士应当妥善保存管理好手术标本，为病理诊断和术后患者进一步的治疗提供第一手素材，否则，一旦病理标本发生丢失或保存不当，就会给医疗工作带来严重影响和损失。手术室病理标本管理具有经手人员杂、处理地点多、处理时间间隔相对较大，每个处理环节需要记录的信息较多等特点。以前，通常采用手工登记的方法记录收集信息。但是手工登记信息经常是内容不规范、字迹难识别，不便于查询。

2. 病理标本信息化管理方法

第一，病理标本的收集

通过使用信息技术对标本申请、标本收集、标本核对、标本接收等重点环节进行信息化管理，记录每个操作环节的时间、地点和人员等关键信息，并根据实际情况调整优化处理流程，从而准确快捷地做好手术病理标本的标识信息、及时收集、核对精确、接收便捷等工作，大力提高病理标本管理工作的准确性和时效性，并且实现了病理标本监管工作的实时性和便捷性。

第二，病理单的提交

在病理检查方面全面实现了病理检查网上申请、病理报告联网查询等功能，既提高了病理诊断的工作效率，又增强了与病理紧密相关的临床科室工作的实效性。

第三，病理标本的收集与接收流程

今后在手术间要配备相应的病理条码打印机、扫码仪等设备，在手术间内可打印条码，使用打印机依次打印所有带识别码的标签，由系统自动核对、自动记录标本核对相关信息，核对后的标本送到病理科后，由病理科人员通过扫描枪依次读取每个标本袋标签的条码和接收核对人员的工作卡，确认标本数量进行标本接收操作。同时，接收信息实时传回到手术室，医护人员在网上能及时查知标本是否已被病理科接收。

第四，病理标本管理的查询

病理管理系统大幅减轻了护士和病理室收集、核对标本的工作强度和压力，方便了手术室人员及时查询病理标本处理现状，大大提高了手术室病理标本的管理水平和工作效率。同时，新系统还完善了手术室病理标本的监管机制。手术室病理标本全程信息化管理既提高了工作效率，又提升了管理水平，还完善了监管手段。

## 六、手术室护理人员培训、考核信息化管理体系

1. 手术室人员的理论培训、考核信息化管理

专业人员的培训、绩效考核是人力资源管理的重要组成部分，通过培训、考核评定，测量员工在岗位上的工作行为和效果来评价员工是否胜任工作。面对日益攀升的手术量，大量的人员培训、考核不能在工作时间完成，因此，今后要依赖于便捷的网络信息化管理来完成。各级人员培训课件均公示于科内人员培训页面上，科内各级人员可根据自己的时间自行完成专业培训。在技术考核方面，根据全国卫生系统护士岗位护理技术操作流程和管理要求，结合手术室工作需求，制定临床规范实用的各项技能操作评分表格，建立护理操作技术信息共享数据库，逐步编制成一套完整的护理操作技术应用软件，完成护理技术操作项目的考核和系统查询及动态监控，及时发现问题和薄弱环节并进行整改，提高护理操作技能培训工作的效率。

2. 绩效考核的信息化管理

奖金是医院绩效再分配的一部分，也是激励员工的有效经济杠杆，如何充分利用这一激励机制，调动广大员工的工作热情，已成为护理管理者研究的重要课题。以往奖金分配

停留在手工纸笔计算出勤时间及量分的阶段，与高速发展的信息化社会极不协调。针对手术室工作的特殊性，充分利用医院信息化平台开发绩效考核软件，建立与应用手术室护理人员绩效考核信息化管理体系，对手术室护理人员绩效考核实现信息化管理，在护士的岗位、能级、出勤时间等的基础上，客观衡量护士的劳动强度、风险程度、工作情况等，建立适合手术室奖金分配制度考核指标，开发手术室护士绩效考核分配软件，调动了护士工作的积极性，护士配合排班意识增强，参与手术配合的意识增强，提高了护理效率和质量，提高了麻醉师、手术医生、手术患者满意度与护士职业满意度，更加快速、便捷、合理地完成了绩效考核分配。

## 七、手术患者信息管理系统

1. 手术患者信息管理系统实施的必要性

手术通知单是手术科室与手术室联系的纽带，是临床科室给手术室提供手术安排以及相关工作的重要信息，也是手术室开展各项工作的依据。利用信息系统，通过住院医生工作站网上操作传递手术通知单，并输入手术患者的信息，如拟行的手术方式，是否需特殊器械用物等，手术室据此在信息系统内通过网上操作进行手术排班，录入手术安排的时间、手术间号等，使病区与手术室之间形成捷径；改变了过去传统采取的医生手写后，由手术科室病区护士将手术通知单传递到手术室，手术室进行人工排班的工作模式，明显地减少了护理人员的人力浪费，大大提高了工作效率，避免了手工填写的随意性和不科学性，避免因字迹潦草模糊不清而出现识别误差，也为手术部门执行手术病人安全核查制度提供了强有力的保障。

2. 手术患者信息管理系统实施方法

电子手术通知单的运行，实现了临床科室与手术室之间及时、有效的信息互动。临床科室在规定的时间内将手术预约信息送达到手术室，手术室在接收到手术信息后及时进行安排，手术医生通过医生工作站能及时查询手术台次及手术间，实现了手术医生与手术室的信息互动，减少了医护间的纠纷，也减少人力资源的浪费和不必要的重复劳动，大大提高了工作效率和工作质量。今后手术室可利用这种信息化资源，把手术室人员按照能级化管理要求，根据每个护士的胜任技能情况，电子化自动生成排班。

# 第五节　流程管理对手术室工作效率分析

流程管理是现代管理新理念，是一种以规范化的构造端到端的卓越业务流程为中心，以持续的提高组织业务绩效为目的的系统化方法。有研究显示，流程管理可以有效提高医疗机构的服务和管理水平，改善医患关系。

## 一、资料

某妇幼保健院手术室共有医护人员22人，其中麻醉医生8人，护理人员14人；男4人、女18人；本科学历16人、专科学历6人；年龄21~53岁，平均（28.34±5.68）岁。

## 二、流程管理方法

1. 人员管理

（1）医院管理部门对各部门的管理人员进行协调，制订各部门各级人员的工作内容，遇到问题时，强化各部门相关人员的沟通与联系，及时改进不足，弥补缺陷，提高管理效率。

（2）对流程内的人员进行培训，明确岗位职责，不仅明确自身的岗位职责，还要了解与自己工作联系密切的岗位职责，强化责任意识，提高工作效率。通过行之有效的人员管理，使手术室单一的岗位管理转化为系统的流程管理，提高管理质量。

2. 组织管理

在手术室护士长和麻醉科负责人之间建立一个协调组织，便于手术过程中的互相配合，保障手术的顺利完成。该组织分工明确，保持密切联系，发生意外事件如手术突发事件时，可通过这个组织协调处理，快速高效。该组织制定对手术室人员进行考评的制度，用以奖惩手术室工作人员，促使工作人员端正工作态度，提高责任心。

3. 时间管理

有效、科学的时间管理决定着手术进行的准时性，因每间手术室每天要进行多台手术，第一台手术如果时间上出现问题就会影响后面的手术，做好时间管理可以有效提高手术室管理质量，提高手术室的工作效率。每台手术开始前，手术医生、麻醉医生和护士要协调配合，不合理的时间管理会造成人力资源的浪费，甚至导致患者因延误得不到及时抢救的严重后果。手术室制订完善的时间管理计划，对手术前各工作人员的具体工作进行细化，以利于术前准备高效、有序，保证手术按时进行。

4. 空间管理

（1）手术室设置专门的术前准备室，便于连台手术患者的术前准备。

（2）根据患者病情，决定术后患者是否进入麻醉复苏室。对进入麻醉复苏室复苏的患者进行病情评估后，再送入不同的病房。

（3）手术室护理人员做好及时转运工作，转运过程中通知清洁人员对手术室进行清洁卫生，以提高手术室的利用率。

（4）手术室配备专门的工程师，负责手术室仪器设备的维护与检修，为手术正常进行提供保障。对手术室进行规范的空间管理，保证每台手术的有序进行。

### 三、观察指标

通过自制调查问卷，收集患者的手术满意度及手术室医生和护士对手术室管理的满意度数据。

总满意度 =（满意 + 一般）/ 总例数 × 100%

### 四、统计学方法

采用 SPSS 19.0 软件进行统计学分析，PG0.05 表示差异有统计学意义。

### 五、结果

#### （一）实施流程管理前后手术室情况比较

结果显示，实施规范的流程管理后，手术室第一台手术的等待时间和手术间隔时间均有所降低，平均日手术量明显提高（$P < 0.05$）。见表 2-1。

表 2-1 实施流程管理前后手术室情况比较

| 时间 | 第一台手术等待时间 /min | 手术间隔时间 /min | 平均日手术量 / 台次 |
| --- | --- | --- | --- |
| 改进流程前 | 43.68 ± 5.67 | 56.84 ± 3.67 | 13.23 ± 1.61 |
| 改进流程后 | 23.94 ± 5.16 | 29.37 ± 4.92 | 24.56 ± 1.03 |
| $t$ | 2.68 | 2.28 | 2.39 |
| $P$ | 0.01 | 0.02 | 0.03 |

#### （二）实施流程管理前后患者手术满意度比较

结果显示，实施流程管理后，患者的手术满意度提高到 92.31%，明显高于实施前的 82.05%（PG0.05）。见表 2-2。

表 2-2 实施流程管理前后患者手术满意度比较（例）

| 时间 | 满意 | 一般 | 不满意 | 满意度 /% |
|---|---|---|---|---|
| 改进流程前 | 20 | 12 | 7 | 82.05 |
| 改进流程后 | 26 | 10 | 3 | 92.31 |
| $X^2$ | | | | 7.93 |
| $P$ | | | | 0.01 |

**（三）实施流程管理前后手术室医生和护士的满意度比较**

结果显示，实施规范的流程管理后，手术室医生和护士对手术室管理的满意度为 91.07%，明显高于实施前的 80.36%（$P < 0.05$）。见表 2-3。

表 2-3 实施流程管理前后手术室医生和护士的满意度比较（例）

| 时间 | 满意 | 一般 | 不满意 | 满意度 /% |
|---|---|---|---|---|
| 改进流程前 | 27 | 18 | 11 | 80.36 |
| 改进流程后 | 44 | 7 | 5 | 91.07 |
| $X^2$ | | | | 7.27 |
| $P$ | | | | 0.01 |

手术室是医院最特殊的科室，是整个医院医疗资源最为密集的科室。手术室的工作是为危重急症患者进行手术，挽救患者的生命。只有提高手术室的工作效率，才能提高医院的医疗水平。手术室管理是医院管理的重要工作之一，只有搞好手术室管理，才能提高手术室的工作效率。流程管理是现代的管理新理念，是一种以规范化的业务流程为中心，以持续提高组织业务绩效为目的的系统化方法。

根据某妇幼保健院的研究数据显示，改进流程管理后，手术室一台手术等待时间和手术间隔时间均有所降低，平均日手术量则有所提高（$P < 0.05$）；患者的手术满意度为 92.3%，明显高于改进前的 82.05%（$P < 0.05$）；手术室医生和护士对手术室管理的满意度为 91.07%，亦明显高于实施前的 80.36%（$P < 0.05$）。手术室通过改进流程管理，细化了医院各部门与手术室之间的协调配合，明确了手术室各工作环节的质量要求，提高了医护人员的流程熟悉度，进而提高了手术室的工作效率。

综上所述，手术室实施流程管理，可以有效提高手术室的管理质量、提高患者的手术满意度、提高手术室医护人员的满意度，以及手术室的工作效率。

# 第三章　外科感染患者护理

# 第一节　概述

外科感染（surgical infection）是指需要外科治疗的感染，包括创伤、烧伤、手术、器械检查、留置导管等并发的感染。在外科疾病方面，外科感染约占1/3。外科感染的特点有：常为多种细菌的混合感染；局部症状明显；多为器质性病变，常有组织的化脓坏死而需外科处理。

## 一、外科感染的类别

### （一）按致病菌种类和病变性质分类

1. 非特异性感染：又称一般性感染或化脓性感染，致病菌是一般的化脓性细菌，如金黄色葡萄球菌引起的疖、痈、脓性指头炎；多种肠道细菌引起的腹膜炎、阑尾炎等。感染可由单一病菌引起，也可由几种病菌共同作用形成的混合感染。通常先有急性炎症反应，继而进展为局部化脓、坏死等。

2. 特异性感染：由一些特殊的细菌导致的感染，如结核杆菌、破伤风杆菌、产气荚膜杆菌等。感染的特点：①一种病菌仅引起一种特定性的感染；②病程演变和防治措施各不相同。

### （二）按病程演变分类

1. 急性感染：感染病程持续时间在3周以内。

2. 亚急性感染：感染病程介于3周至两个月之间。

3. 慢性感染：感染病程持续超过两个月。

### （三）按发生情况分类

按细菌的播放途径可分外源性感染和内源性感染；按发生机制分为原发性感染和继发性感染；另外，还有条件感染、院内感染、二重感染、机会性感染等其他类型。

## 二、外科感染的病因

### （一）致病因素

1. 黏附因子：病菌侵入人体后产生的黏附因子有利于其附着于组织细胞并入侵。

2. 病菌毒素：多种病菌可释放病菌毒素。这些毒素可导致感染扩散、组织结构破坏、细胞功能损害和代谢障碍等，是引起临床症状和体征的重要因素。

3. 病菌数量与增殖速度：侵入人体组织的病菌数数量越多，增殖速度越快，导致感染的概率越高。

### （二）机体的易感因素

正常情况下，人体天然免疫和获得性免疫共同参与抗感染防御机制，当某些局部因素或全身因素导致这些防御机制受损时，就可能引起感染。

1. 局部因素：①皮肤或黏膜破损，病菌易于入侵；②管腔阻塞，如胆道梗阻、尿路梗阻等；③留置于血管或体腔内的导管处理不当；④异物与坏死组织的存在；⑤局部组织血液供应障碍或水肿、积液，降低了组织防御和修复的能力；局部组织缺氧抑制吞噬细胞的功能，有助于致病菌的生长。

2. 全身因素：①严重损伤或休克；②糖尿病、尿毒症、肝硬化等慢性消耗性疾病；③长期使用肾上腺皮质激素、免疫抑制剂、抗肿瘤的化疗和放疗；④严重营养不良、贫血、低蛋白血症、白血病或白细胞过少等；⑤先天性或获得性免疫缺陷综合征。

## 三、外科感染的病理生理

### （一）炎症

炎症反应病菌侵入组织并繁殖，产生多种酶与毒素，并激活凝血、补体、激肽系统及血小板和巨噬细胞等，产生大量炎症介质，引起血管扩张与通透性增加；白细胞和巨噬细胞进入感染部位发挥吞噬作用，单核巨噬细胞通过释放促炎细胞因子协助炎症及吞噬过程，渗出液中的抗体与细菌表面抗原结合，激活补体，参与炎症反位。局部表现为红、肿、热、痛等特征。炎症介质、细胞因子和病菌毒素等也可进入血流，引起全身炎症反应。

### （二）感染的结局

感染的演变与结局取决于致病菌的种类、数量、毒性及机体抵抗力、感染的部位、治疗护理措施是否得当等。

1. 炎症消退：当机体抵抗力较强、治疗及时和有效时，吞噬细胞和免疫成分能较快地抑制病菌，消除组织细胞崩解产物与死菌，使炎症消退，感染痊愈。

2. 炎症局限：当机体抵抗力占优势时，炎症被局限化，形成脓肿。经有效治疗，小的脓肿可以吸收消退；较大的脓肿破溃或经手术引流后感染好转，感染部位生长肉芽组织、形成瘢痕而痊愈。

3. 炎症扩散：病菌毒性大、数量多和(或)机体抵抗力较差时，感染迅速扩散，导致菌血症、毒血症或脓毒症等，严重者危及生命。

4. 转为慢性炎症：病菌尚有少量残存，在机体抵抗力与病菌毒力相持的情况下，组织炎症持续存在，中性粒细胞浸润减少、成纤维细胞和纤维细胞增加，变为慢性炎症。

## 四、外科感染的临床表现

### （一）局部表现

外科感染局部的典型表现一般是红、肿、热、痛、功能障碍。部位表浅的感染，局部皮肤可见明显的发红、肿胀、皮温增高；局部肿块、硬结、触痛；脓肿形成后，可触及波动感。慢性感染疼痛不明显，深部感染局部表现不明显。

### （二）全身表现

范围广、位置较深的感染才会出现明显的全身表现。常有发热、乏力、呼吸、心率加快、头痛、食欲减退等一系列表现。重者可导致脓毒症、感染性休克、多系统器官功能障碍或衰竭。

## 五、外科感染的辅助检查

### （一）实验室检查

1. 白细胞计数和分类：外科感染最常用的实验室检查。一般改变为白细胞计数升高，中性粒细胞比例增加。若白细胞计数大于 $12 \times 10^9$/L 或小于 $4 \times 10^9$/L，并有核左移，细胞内出现中毒颗粒，提示感染严重。

2. 病原体检查：选用分泌物、脓液、血液、穿刺液、大便等做涂片镜检或细菌培养加药敏试验，以明确致病菌，指导选用抗菌药。

3. 其他检查：根据具体情况可选择血生化、肝功能、呼吸功能、肾功能、尿常规、大便常规等检查，了解重要脏器功能受损情况。

### （二）其他检查

深部感染、实质性脏器、骨关节感染可酌情选 B 超、X 线、CT、MRI、穿刺等以明确诊断。

## 六、外科感染的处理原则

### （一）局部治疗

1. 制动、肢体抬高：减少血浆外渗，促进静脉回流，减轻水肿，有利于炎症的局限和消退，防止感染扩散，必要时可加以固定制动。

2. 物理疗法：局部根据情况选用热敷、冷敷、红外线、超短波等理疗，改善血液循环，减少渗出，促进炎症吸收消散，增强组织的修复能力。

3. 药物治疗：外科感染局部用药的原有抗菌、改善血液循环、促进组织增生修复等。如应用 50% 硫酸镁溶液、10% 鱼石脂软膏、黄金膏、贝复济等。

4. 手术治疗：外科感染的手术方式包括切开减张，脓肿形成后切开引流，感染病灶的手术清除等。

（二）全身治疗

1. 抗菌治疗：抗菌药应用要严格掌握适应证。抗菌药一般应用 3~5 天，疗效不明显，甚至无效时，才可考虑加缺或更换。抗菌药也应适时停用，一般感染在体温恢复正常、感染控制后 3~4 天停用；严重感染在体温恢复正常，感染控制后 1~2 周停药；特殊感染（如急性骨髓炎）则在体温恢复正常，感染控制后 3~4 周停用。

2. 对症支持治疗：在控制感染治疗的过程中，同时要注重对症治疗和支持治疗，改善病人的全身情况，增强机体的抵抗力、免疫力、组织修复能力。要保证充分休息和睡眠、维持体液平衡、纠正贫血、降温治疗、镇痛等。

# 第二节　浅部组织的化脓性感染

## 一、疖（furuncle）

俗称疔疮，是单个毛囊及其所属皮脂腺的急性化脓性感染。

（一）病因

好发于头、面、颈项、背部等。疖的发生与皮肤不洁、局部擦伤或摩擦、环境温度较高或机体抵抗能力降低有关。致病菌以金黄色葡萄球菌为主。若身体不同部位同时发生几处疖，或在一段时间内反复发生疖，称为疖病。常见于免疫力较低的糖尿病病人或小儿。

（二）临床表现

1. 疖初起时，局部皮肤出现红、肿、痛的小硬结，逐渐增大呈锥形隆起。化脓后，结节中央组织坏死、软化，肿痛范围扩大，中心处呈现黄白色脓栓，触之稍有波动；脓栓脱落后破溃流脓，炎症逐渐消退而愈合。部分疖无脓栓，稍迟发生自行破溃。

2. 面部，尤其是鼻、上唇及其周围（危险三角区）的疖受到挤压时，病菌可经内眦静脉、眼静脉进入颅内海绵状静脉窦，引起颅内化脓性海绵状静脉窦炎。颜面部出现进行性肿胀，病人可有寒颤、高热、头痛、呕吐甚至昏迷，可危及生命。

（三）处理原则

1. 促使炎症消退：早期局部红肿部位可采用热敷或超短波、红外线等理疗措施，亦可外敷金黄散、鱼石脂软膏或玉露散等。

2. 排脓：疖顶见脓头时，可在其顶部点涂苯酚（石炭酸），或用针头、刀尖将脓栓剔除，以加速脓栓脱落、脓液流出，促进局部病灶愈合，但禁忌挤压。脓肿有波动感时，及时切开引流。

3. 全身治疗：对于全身反应严重的疖病者，嘱咐病人注意休息，适当选用青霉素等抗生素治疗；适当补充维生素，加强营养支持，改善机体抗感染能力。

**（四）主要护理诊断**

1. 有感染扩散的危险：与局部和全身抵抗力低下有关。

2. 知识缺乏：缺乏预防感染的知识。

3. 潜在并发症：颅内化脓性海绵状静脉窦炎。

**（五）护理措施**

1. 术前护理及非手术治疗护理

（1）防止感染扩散

①保护皮肤：保持疖周围皮肤清洁、干燥、完整，以防感染扩散。

②促进局部血液循环：按医嘱给予中西药外敷、热敷或理疗，促进炎症消退。

③促进创口愈合：排脓或脓肿切开引流者，及时清洁创面并换药，保持敷料干燥，促进创口愈合。

④合理应用抗生素：对于疖病者，及时合理应用抗生素。

⑤休息和营养：加强营养、注意休息，多吃含丰富蛋白质、能量及维生素的食品，提高机体免疫力。

（2）预防颅内化脓性海绵状静脉窦炎

①避免挤压未成熟的疖，尤其是"危险三角区"的疖，以避免感染扩散引起颅内化脓性海绵状静脉窦炎。

②病情观察：观察病人有无寒颤、发热、头痛、呕吐及意识障碍等颅内化脓性感染征象；若发现异常，及时报告医师处理。

（3）心理辅导

详细讲解疖的防治知识及处理措施，以减轻病人的焦虑及担忧。

2. 健康教育

①注意个人卫生保持皮肤清洁，做到勤洗澡、勤换内衣、洗头、理发、剪指甲，注意消毒剃刀等。

②及时治疗疖，防止感染扩散。对免疫力较差的老年人及小儿应加强防护。

③糖尿病病人应有效控制血糖。

## 二、痈

痈（carbuncle）是指临近的多个毛囊及其周围组织的急性化脓性感染，也可由多个疖融合而成。病原菌主要为金黄色葡萄球菌。

## （一）病因与病理

多见于免疫力差的老年人和糖尿病病人。好发于皮肤较厚的颈部和背部。由于多个毛囊同时感染，痈的急性炎症浸润范围广，病变可累及深层结缔组织，使表面皮肤血运障碍甚至坏死。痈的自行破溃大多较慢，全身反应较重。随着时间的迁延，还可合并其他病菌的感染，形成混合性感染，甚至发生脓毒症。

## （二）临床表现

1. 局部表现：起初为小片皮肤硬肿，色暗红，其中可有数个凸出点或脓点，早期疼痛较轻。随着感染的发展，皮肤硬肿范围扩大，周围出现浸润性水肿，引流区域淋巴结肿大，局部疼痛加剧，全身症状加重。继而脓点增大、增多，中央部破溃流脓、组织坏死脱落，疮口呈蜂窝状，局部皮肤因组织坏死而呈现紫褐色。

2. 全身症状：病人多伴有寒颤、发热、食欲减退、乏力和全身不适等全身症状。严重者可因脓毒症或全身化脓性感染而危及生命。

## （三）处理原则

1. 局部处理

当局部已出现多个脓点，皮肤表面呈紫褐色或已破溃流脓时，应及时手术切开引流脓液，可采用"+"或"++"形切口清除坏死组织，伤口内填塞生理盐水纱条，外加干纱布绷带包扎。之后每日更换敷料，或伤口内使用生肌散，以促进肉芽组织生长。较大的创面，可在肉芽组织长出后，再行植皮术以加快组织修复。

2. 全身治疗

（1）应用抗生素：及时、足量使用有效的光谱抗生素以控制脓毒症，可先选用青霉素等，以后根据脓液的细菌培养和药敏试验结果调整用药。

（2）控制糖尿病，保证休息、加强营养等。

## （四）主要护理诊断

1. 体温过高：与病菌感染有关。

2. 疼痛：与炎症刺激有关。

3. 知识缺乏：缺乏预防感染的知识。

4. 潜在并发症：脓毒症。

## （五）护理措施

1. 术前护理及非手术治疗护理

（1）控制感染，维持正常体温

①观察并记录痈的范围、局部皮肤颜色、温度及脓液性状改变等。

②保持痈周围皮肤清洁、干燥，防止感染扩散。对痈表面已破溃或脓肿切开引流者，在严格无菌操作下，及时换药并更换敷料，清除坏死组织和脓液，促进切口愈合。

③及时应用抗生素：按医嘱及时、合理应用抗生素协助采血或脓液行细菌培养和药物敏感试验。

④维持正常体温：高热病人给予物理降温，必要时按医嘱给予退热药物。鼓励病人多饮水，必要时按医嘱给予静脉输液并监测 24 h 出入量。对大汗病人应做好相应的皮肤护理。

⑤注意休息和营养：对伴有严重全身反应的病人，嘱其注意休息、加强营养，鼓励其摄入含丰富蛋白质、能量及维生素的食物，以提高机体抵抗力。

（2）控制疼痛：疼痛严重者，按医嘱给予镇痛剂。

（3）预防脓毒症：观察病情变化，注意病人有无突发寒颤、高热、头痛、头晕、意识障碍、心率及脉搏加快和呼吸急促；注意有无血白细胞计数增加、血液细菌培养阳性等全身化脓性感染现象；若发现异常及时报告医生并配合救治。

（4）心理辅导：详细讲解痈的防治知识及处理措施，以减轻病人的焦虑及担忧。

2. 术后护理

术后 48~72 h 开始换药，每天 1~2 次。如创面过大不能自行愈合，待健康肉芽组织长成后再行植皮。

3. 健康教育

参见：疖。

## 三、急性蜂窝织炎

急性蜂窝织炎（acute cellulitis）是指发生在皮下、筋膜下、肌间隙或深部疏松结缔组织的急性感染。

### （一）病因与病理

致病菌多为溶血性链球菌、金黄色葡萄球菌及大肠杆菌或其他类型链球菌。由于致病菌释放毒性强的溶血素、透明质酸酶和链激酶等，加之受侵组织较疏松，感染扩展迅速，而且与周围组织无明显界限，感染灶附近淋巴结常受累，可致明显毒血症。

### （二）临床表现

1. 一般性皮下蜂窝织炎

表现为局部皮肤组织肿胀疼痛，表皮发红发热，红肿边界不清，中央部位呈暗红色，边缘稍淡。病变位于较疏松的组织时，疼痛较轻；深部组织的急性蜂窝织炎，皮肤红肿常不明显，但有局部组织的肿胀和深压痛，全身症状明显。

**2. 产气性皮下蜂窝织炎**

主要致病菌为厌氧菌，常发生在易被大、小便污染的会阴部或下腹部的伤口处。早期表现类似一般皮下蜂窝织炎，病情加重时则表现为进行性的皮肤、皮下组织及深筋膜坏死，脓液恶臭，局部有皮下捻发音，全身状况迅速恶化。

**3. 颌下急性蜂窝织炎**

炎症迅速波及咽喉部，可引起喉头水肿而压迫气管，导致呼吸困难甚至窒息。

### （三）辅助检查

1. 实验室检查：一般感染时，白细胞计数 $> 10 \times 10^9/L$。若白细胞计数 $> (20\sim30) \times 10^9/L$ 或 $< 4 \times 10^9/L$，或未成熟白细胞 $> 0.1\%$，或出现毒性颗粒时，应警惕并发感染性休克和脓毒症。

2. 影像学检查：有助于早期病种判断，了解局部组织破坏程度。

（1）B 超：病灶局部组织结构紊乱，中心部呈不均匀中低回声影，周围组织水肿明显，边界不清。

（2）X 线片：口底、颌下、颈部蜂窝织炎蔓延引起纵隔脓肿时，可见纵隔增宽的高密度影像。

（3）CT 检查：周围组织水肿，中心部液化。捻发性蜂窝织炎可见有不同程度的皮下积气及深部软组织气肿。纵隔脓肿时，可见纵隔增宽的高密度影像。

3. 脓肿穿刺：细菌培养对多发、反复感染者，可由脓肿直接抽取脓液进行细菌培养，阳性结果有助于病菌的诊断。

### （四）处理原则

**1. 局部处理**

（1）局部制动：一般性皮下蜂窝织炎，早期可给予中西药局部湿热敷、理疗。

（2）脓肿引流：脓肿形成者，应尽早实施多处切开减压、引流并清除坏死组织。厌氧菌感染的伤口，采用 3% 的过氧化氢溶液冲洗并湿敷。颌下急性蜂窝织炎时，应尽早切开减压，防止喉头水肿、压迫气管。

**2. 全身处理**

（1）及时应用有效抗生素：一般先选用青霉素或苯唑西林（新青霉素Ⅱ），合并厌氧菌感染者加用甲硝唑。加强病情观察，做好急救准备。

（2）加强营养支持：保证营养素的摄入，增强机体抵抗力，注意休息。

### （五）主要护理诊断

1. 体温过高：与病菌感染有关。

2. 疼痛：与炎症刺激有关。

3. 潜在并发症：窒息。

**（六）护理措施**

1. 术前护理及非手术治疗护理

（1）控制感染，维持正常体温

①定时监测体温变化，对高热病人予以物理降温，必要时按医嘱给予降温药。鼓励患者多饮水，必要时按医嘱进行静脉补液并监测 24 h 出入量。

②合理应用抗生素：采集创面分泌物做细菌培养和药物敏感试验。根据医嘱及时、合理应用抗生素。

（2）防治窒息

对颈、面部感染的病人，注意观察其有无呼吸费力、呼吸困难、发绀甚至窒息等症状，一旦发现异常，应立即报告医生，并做好气管插管等急救准备。

2. 术后护理

（1）加强创面护理

对厌氧菌感染者，予以 3% 的过氧化氢溶液冲洗创面和湿敷，注意观察用药后的效果。脓肿切开引流后，保持引流通畅，及时换药并更换敷料，促进切口愈合。

（2）休息和营养

嘱病人注意休息，加强营养，鼓励摄入含丰富蛋白质、能量及维生素的饮食，以提高机体抵抗力，促进创面愈合。

（3）疼痛护理

抬高感染的肢体并制动，以免加重疼痛。疼痛严重者，遵医嘱给予镇痛剂。

3. 健康教育

参见：疖。

## 四、急性淋巴管炎和急性淋巴结炎

急性淋巴管炎（acute lymphangitis）是指致病菌经破损的皮肤、黏膜，或其他感染灶侵入淋巴管，引起淋巴管及其周围组织的急性炎症。

**（一）病因**

急性淋巴管炎波及所属淋巴结时，即为急性淋巴结炎（acute lymphadenitis）。主要致病菌为乙型溶血性链球菌、金黄色葡萄球菌等。

**（二）临床表现**

1. 局部表现

（1）急性淋巴管炎。①网状淋巴管炎，又称丹毒（erysipelas），好发于下肢和面部。起病急，一开始即有明显的全身症状。皮肤表现为鲜红色片状红疹，略隆起，中央较淡、边界清楚。局部有烧灼样疼痛，红肿范围扩散较快，中央红色可随之消退而转为棕黄色。红肿区可有水疱，周围淋巴结常肿大、触痛，感染加重可导致全身脓毒症。若下肢丹毒反复发作可引起淋巴水肿、肢体肿胀，甚至发展为"橡皮肿"。②管状淋巴管炎，常见于四肢，以下肢最多见，常因足癣所致。以皮下浅筋膜为界时分浅、深两种。皮下浅层急性淋巴管炎表现为表皮下一条或多条红红线，中医称红丝疗，触之硬且有压痛。深层急性淋巴管炎则无表面红线，但患肢肿胀，局部有条形触痛区。

（2）急性淋巴结炎：早期有局部淋巴结肿大、疼痛和触痛，与周围软组织分界清楚、表面皮肤正常。轻者多能自愈，感染加重时有多个淋巴结肿大，可融合形成肿块，疼痛剧烈、触痛加剧，表面皮肤发红发热；脓肿形成时有波动感，少数可破溃流脓。

2.全身反应

因致病菌毒力和原发感染程度的不同而各异。常有全身不适、寒颤、发热、头痛、乏力、食欲不振等全身症状。

（三）处理原则

（1）局部处理：管状淋巴管炎伴有红线条时，可局部外敷黄金散、呋喃西林等。急性淋巴结炎时，可暂不处理，淋巴结炎已形成脓肿时，应穿刺抽脓或切开引流。

（2）全身处理：及时、合理应用抗生素。

（四）主要护理诊断

1.体温过高：与感染有关。

2.知识缺乏：缺乏预防感染的知识。

3.潜在并发症：脓毒症、血栓性静脉炎。

（五）护理措施

1.术前护理及非手术治疗护理

（1）控制感染，维持正常体温

①监测体温和退热：注意病人的体温变化，加强监测；高热病人给予物理降温，必要时按医嘱给予降温药。

②按医嘱及时、合理应用抗生素。

（2）局部护理：急性淋巴管炎或急性淋巴结炎、局部红肿者，按医嘱给予中西药局部外敷或湿热敷。

（3）并发症的观察和预防

①脓毒症：观察病情变化，注意病人有无寒颤、高热、头晕、头痛、脉搏及心率加快、呼吸急促、意识障碍、白细胞计数显著增多、血细菌培养阳性等全身脓毒症症状，若发现

异常及时报告医生，并配合处理和提供相应护理。

②血栓性静脉炎：肢体感染者，嘱其卧床休息，抬高患肢；鼓励病人定时翻身，适当活动活动关节；以预防血栓性静脉炎。

（4）心理辅导：详细讲解急性淋巴管炎和淋巴结炎的防治知识及处理措施，以减轻病人的焦虑及担忧。

2. 术后护理

急性淋巴结炎行脓肿切开引流者，及时换药并更换敷料，保持创口清洁。

3. 健康教育

（1）注意保持个人卫生和皮肤清洁。

（2）积极预防和治疗原发病灶，如扁桃体炎、龋齿、手癣和足癣、皮肤损伤及各种皮肤、皮下化脓性感染等。

# 第三节　手部急性化脓性感染

## 一、概述

手部急性化脓性感染主要由外伤引起，很少由血源性感染引起。临床常见的手部急性化脓性感染包括甲沟炎、脓性指头炎、化脓性腱鞘炎、化脓性滑囊炎和手掌深部间隙感染，致病菌以金黄色葡萄球菌为主。手部的解剖结构特点决定了手部感染的特殊性。

## 二、甲沟炎和脓性指头炎

甲沟炎（paronychia）是指（趾）甲周围软组织的化脓性感染。脓性指头炎是手指末节掌面的皮下组织化脓性感染。

### （一）病因

甲沟炎多为手指的轻微外伤，如刺伤、剪指甲过深和逆剥皮等引起。脓性指头炎可由甲沟炎扩展、蔓延所致，也可发生于指尖或手指末节皮肤受伤后。

### （二）临床表现

1. 甲沟炎

起初一侧甲沟皮肤出现红、肿、疼痛，未及时治疗，可迅速发展形成脓肿。红肿区有波动，且出现白点，但不易破溃流脓。感染可发展至甲根部或对侧甲沟，形成半环形脓肿。若未及时切开排脓，感染向深层蔓延可形成指头炎或指甲下脓肿。

2.脓性指头炎

早期表现为指头发红、轻度肿胀、刺痛，继而指头肿胀加重、出现剧烈跳痛，尤以肢体下垂时为甚；病人多伴寒颤、发热、全身不适等症状。感染进一步加重时，局部组织缺血坏死，神经末梢因受压和营养障碍而麻痹，指头疼痛反而减轻，皮色由红转白。若治疗不及时，常可引起指骨缺血性坏死，形成慢性骨髓炎，伤口经久不愈。

（三）处理原则

1.感染初期、未形成脓肿者

（1）甲沟炎：局部热敷、理疗、外敷鱼石脂软膏及金黄散等中西药。

（2）脓性指头炎：患手与前臂保持平置位，患指向上，避免下垂加重疼痛。给予鱼石脂软膏及金黄散等中、西药敷贴指头。

2.感染后期、已形成脓肿者

（1）甲沟炎：尽早行脓肿切开引流。若甲下积脓，应拔除指甲或剪去覆盖于脓腔上的指甲。拔甲时，应避免损伤甲床引起新生指甲畸形。

（2）脓性指头炎：一旦出现指头明显肿胀和跳痛，处理如下：①及时切开减压和引流；②根据病情，合理应用抗生素。

（四）主要护理诊断

1.疼痛：与炎症刺激、局部组织肿胀、压迫神经纤维有关。

2.体温过高：与细菌感染有关。

3.知识缺乏：缺乏预防感染的知识。

4.潜在并发症：指骨坏死。

（五）护理措施

1.术前护理及非手术治疗护理

（1）缓解疼痛：患指制动并抬高，以促进静脉和淋巴回流，减轻局部炎性充血、水肿和缓解疼痛。

（2）维持正常体温：严密监测体温、脉搏等变化，必要时予以物理降温或应用退热药物。按医嘱及时、合理应用抗生素。

（3）局部护理：未形成脓肿者，按医嘱予以局部热敷、理疗，外敷中、西药等，以促进炎症消退。

（4）心理辅导：详细讲解甲沟炎和脓性指头炎的防治知识及处理措施，以减轻病人的焦虑及担忧。

2.术后护理

（1）保持脓腔引流通畅，观察伤口渗出情况和引流物性状、颜色及量的变化。保持敷料清洁、干燥，及时更换浸湿的敷料。

（2）促进创面愈合，创面换药时，动作轻柔、避免加重疼痛。对敷料紧贴于创面者，可先用无菌生理盐水浸透敷料后再换药，必要时换药前适当应用镇痛剂以减轻疼痛。

（3）观察和预防指骨坏死，密切观察患指的局部症状，注意有无指头剧烈疼痛突然减轻，皮色由红转白等指骨坏死的征象。对经久不愈的创面，应采集脓液做细菌培养，并判断是否发生骨髓炎。

3. 健康教育

保持手部清洁，剪指甲不易过短。加强劳动保护，预防手损伤。重视手部的任何微小损伤，伤后应用碘酊消毒，无菌纱布包扎，以防发生感染。手部轻度感染及时及早就诊。

### 三、化脓性腱鞘炎、滑囊炎和掌深间隙感染

#### （一）病因

化脓性腱鞘炎、滑囊炎和掌深间隙感染均为手掌深部的化脓性感染，多因手指掌面的刺伤或邻近组织的感染蔓延所致。

#### （二）临床表现

1. 局部表现

（1）化脓性腱鞘炎：病情发展迅速，表现为患指肿胀、疼痛，尤以中、近指节为甚。皮肤张力明显增加，指关节仅能轻微弯曲，任何伸指运动或触及肌腱处均可加剧疼痛。若治疗不及时，感染可向掌侧深部蔓延，导致肌腱坏死而丧失手指功能。

（2）化脓性滑囊炎：桡侧化脓性滑囊炎常继发于拇指腱鞘炎，表现为拇指肿胀、微屈、不能外展和伸直，拇指中节及大鱼际肿胀、明显压痛。尺侧滑囊炎多继发于小指腱鞘炎，表现为小指及环指呈半屈状，小指和小鱼际处肿胀、压痛。

（3）掌深间隙感染：包括掌中间隙感染和鱼际间隙感染。①掌中间隙感染：掌心凹陷消失，呈肿胀、隆起状。皮肤紧张、发白，压痛明显；掌背和指蹼明显水肿；中指、环指和小指处于半屈位。②鱼际间隙感染：掌心凹陷存在，大鱼际和"虎口"明显肿痛和压痛；食指与拇指微屈、活动受限，拇指不能对掌；被动伸指可致剧痛。

2. 全身症状

化脓性腱鞘炎和掌握间隙感染均可导致病变组织内压力升高，病人常伴全身症状，如寒颤、发热、脉搏快和全身不适等，亦可继发肘内或腋窝淋巴结肿痛。

#### （三）处理原则

早期局部外敷龟石脂软膏及金黄散等糊剂、理疗、患肢前臂和手平置。感染严重者，尽早切开引流，并积极应用有效抗生素。

**（四）主要护理诊断**

1. 疼痛：与炎症刺激、局部肿胀致神经纤维受压有关。

2. 体温过高：与细菌感染有关。

3. 潜在并发症：肌腱坏死、手功能障碍。

**（五）护理措施**

1. 术前护理及非手术治疗护理

（1）密切观察患手的局部症状：观察患手的局部肿胀、疼痛情况和肤色有无改变；对正处于炎症进展期、疼痛反而减轻者，应警惕腱鞘组织坏死或感染扩散的发生。

（2）心理辅导：详细讲解急性化脓性腱鞘炎、滑囊炎和掌深间隙感染的防治知识及处理措施，以减轻病人的焦虑及担忧。

2. 术后护理

（1）保持脓腔引流通畅，促进创面愈合，观察伤口渗出情况和引流物性状、颜色及量的变化。保持敷料清洁、干燥，及时更换浸湿的敷料。

（2）局部功能锻炼：待手部感染愈合后，指导病人进行按摩、理疗和手功能的锻炼，以防止肌肉萎缩、肌腱粘连、关节僵硬等并发症，促进手功能尽早恢复。

3. 健康教育

保持手部清洁；重视手部的任何微小损伤，伤后局部应用碘酊消毒、无菌纱布包扎，以防感染。手部轻度感染时应及早就诊。

# 第四节　全身性外科感染

全身性外科感染（systematic infection）是指致病菌侵入人体血液循环，并在体内生长繁殖或产生毒素而引起的严重的全身性感染或中毒症状。

**（一）病因**

通常是指脓毒症（sepsis）和菌血症（bacteremia）。脓毒症伴有全身性炎症反应，是体温、循环、呼吸等明显改变的外科感染的统称；在此基础上，血培养检出致病菌者，称为菌血症。

**（二）临床表现**

1. 局部表现：观察原发感染灶的部位、性质，分泌物或脓液的性状；炎症的范围是否扩大，组织破坏程度有无加重；有无皮肤瘀点、瘀斑等。

2. 全身表现：起病急，病情重，发展迅速。头痛，头晕，食欲不振，恶心呕吐。神志淡漠、烦躁、谵妄和昏迷。脉搏细速，呼吸急促。病情严重者可有感染性休克。

### （三）辅助检查

1. 常规检查：血常规、尿常规、血生化检查等。

2. 细菌学检查：病人寒颤、发热时采血进行细菌或真菌培养，较易发现致病菌。

### （四）处理原则

1. 及时、彻底处理原发感染灶，包括清除坏死组织和异物、消灭无效腔、充分引流梗脓肿等，尽早去除与感染相关的因素，如血液循环障碍、梗阻等。对暂时不明确原发感染灶者，应全面检查，特别需要注意一些潜在的感染源和感染途径。若疑有静脉内导管感染，应尽快拔除导管并做细菌或真菌培养及药物敏感试验。

2. 支持治疗：对严重营养不良者，提供富含能量、蛋白质和维生素的易消化食物，必要时提供肠内外营养支持，亦给予反复多次输入新鲜血、输液，以纠正贫血、低蛋白血症和水、电解质失衡。

3. 对症治疗：处理高热、抗休克，治疗原有的全身性疾病如糖尿病等。

### （五）护理评估

1. 健康史

（1）一般情况：病人的年龄、性别、婚姻和职业特点等。

（2）感染的发生情况：病人是否有严重创伤、局部感染及化脓性感染；感染发生的时间、经过、病情进展及发病后的治疗情况等。病人有无静脉内留置导管、留置的时间、是否发生污染。

（3）既往史：病人有无免疫缺陷、营养不良、糖尿病等全身性疾病；有无长期应用光谱抗生素、免疫抑制剂、皮质激素或抗癌药物等病史；有无抗生素过敏史等。

2. 身体状况

局部病灶及全身感染中毒症状。

3. 辅助检查

白细胞计数有无明显增高或降低、是否出现中性核左移及幼稚型粒细胞增多；细菌培养和药物敏感试验的结果；重要脏器功能检查结果有无异常等。

### （六）主要护理诊断

1. 体温过高：与病菌感染有关。

2. 焦虑：与发病突然、病情严重有关。

3. 潜在并发症：感染性休克，水、电解质代谢紊乱。

（七）护理措施

1. 防治感染，维持正常体温

（1）密切观察：注意病人的体温、脉搏变化及原发感染灶的处理效果等。

（2）加强静脉留置导管的护理：严格无菌操作，坚持每天常规消毒、清洁静脉留置导管入口部位和更换敷料，以免并发导管性感染。

（3）根据医嘱及时、准确应用抗生素。

（4）加强营养支持：按医嘱合理安排输血、输液或肠内、外营养支持，以增强机体抗感染能力。

（5）维持正常体温：高热病人，给予物理降温或按医嘱应用降温药。

（6）及时做血培养：病人寒颤、高热发作时，协助医生采集血标本做细菌或真菌培养，以利于确定致病菌和及时治疗。

2. 观察和防治并发症

（1）感染性休克：密切观察病情，若发现病人意识障碍、体温降低或升高、脉搏及心率加快、呼吸急促、面色苍白或发绀、尿量减少、白细胞计数明显增多等感染性休克的表现，应及时报告医师，并积极配合抢救；包括置病人于合适的体位、建立输液通道、输液和应用抗菌药。

（2）水、电解质代谢紊乱：注意观察病人有无口渴、皮肤弹性降低、尿量减少及血细胞比容增高等脱水表现。对高热和大量出汗的病人，若病情许可，应鼓励其多饮水；按医嘱及时补充液体和电解质。定时监测血电解质水平的变化，发现异常及时报告医师处理。

3. 心理辅导

关心和体贴病人。治疗过程中注意与病人及家属交流，以及时了解病人的情绪变化；针对病人和家属担心和顾虑的问题进行解释和安慰，提供适时的心理支持，以缓解其焦虑情绪。

4. 健康教育

（1）卫生教育：加强个人卫生与饮食卫生；避免肠源性感染；发现局部感染灶或受伤后及时就诊。

（2）积极治疗全身性疾病：糖尿病、氮质血症等。

（3）提高机体抵抗力：加强营养、锻炼身体。

# 第五节　特异性感染

案例：

病人，张先生，53岁，因足底被钉子刺伤两天后，出现张口困难、全身肌肉强直性收缩、阵发性痉挛，体检：T36.8℃、P80次／分、BP 110/70 mmHg，神志清楚，张口困难，苦笑面容，颈项强直，角弓反张，半握举姿态。该病人被紧急送入急诊室。

（1）该病人最可能的诊断是什么？其依据是什么？

（2）请分析该病人目前存在哪些主要护理诊断。

（3）请针对护理诊断提出对应的护理措施。

## 一、破伤风

破伤风（tetanus）是由破伤风杆菌侵入人体伤口并生长繁殖、产生毒素所引起的一种急性特异性感染。常继发于各种创伤后，亦可发生于不洁条件下分娩的产妇和新生儿。

### （一）病因与病理

破伤风杆菌产生的外毒素包括痉挛毒素和溶血毒素。痉挛毒素与神经组织有特殊亲和力，可经血液循环和淋巴系统作用于脊髓前角细胞和脑干运动神经核，引起随意肌紧张性收缩与痉挛；同时还可阻断脊髓对交感神经的抑制而致血压升高、心率增快、大汗等。溶血毒素则可引起局部组织坏死和心肌损害。

### （二）临床表现

破伤风的临床表现分为三期：潜伏期、前驱期和发作期。

1. 潜伏期：一般为7~8日，最短24 h，最长可达数月。潜伏期越短，预后越差。

2. 前驱期：无特征性表现，病人感全身乏力、头晕、头痛、咀嚼肌紧张、烦躁不安、打哈欠等，常持续12~24 h。

3. 发作期：典型的症状是在肌紧张性收缩（肌强直、发硬）的基础上，呈阵发性的强烈痉挛。通常最先受影响的肌群是咀嚼肌，以后依次为面部表情肌、颈、背、腹、四肢肌和膈肌。病人相继出现咀嚼不便、张口困难（牙关紧闭）、蹙眉、口角下缩、咧嘴"苦笑"、颈项强直、头后仰；当背、腹肌紧张性收缩时，因背部肌群较为有力，躯干因此扭曲成弓，腰部前凸、足后屈，前四肢呈屈膝、弯肘、半握拳等痉挛姿态，形成"角弓反张"。膈肌痉挛可致病人面唇青紫、呼吸困难，甚至呼吸暂停。发作时，病人口吐白沫、大汗淋漓、呼吸急促、口唇发绀、流涎、牙关紧闭、磨牙、头颈频频后仰，手足抽搐不止。发作时神志清楚，表情痛苦。发作频繁者，提示病情严重。病人的主要死亡原因为窒息、心力衰竭或肺部感染。

### （三）处理原则

破伤风是一种极为严重的疾病，死亡率高，故应采取积极的综合治疗措施，包括正确处理伤口、清除毒素来源、中和游离毒素、控制并解除肌痉挛和防治并发症等。

**1. 正确处理伤口**

遇到可疑伤口应彻底清除伤口内异物、坏死组织、积血等，用 3% 的过氧化氢溶液冲洗和湿敷伤口，破坏有利于细菌生长的缺氧环境。

**2. 清除毒素来源**

在良好麻醉、控制痉挛的情况下进行彻底的清创术。局部用 3% 的过氧化氢溶液冲洗。伤口完全敞开，并充分引流。对伤口已愈合者，应仔细检查痂下有无窦道或无效腔。

**3. 中和游离毒素**

（1）注射破伤风抗毒素（TAT）：目的是中和游离毒素，但若破伤风毒素已与神经组织结合，则难以起效，故应早期使用。一般用量为 2 万 ~5 万 U，肌内注射或加入 5% 的葡萄糖溶液 500~1000 mL 缓慢静脉滴注。剂量不宜过大，以免引起过敏反应或血清病。

（2）注射破伤风人体免疫球蛋白：早期应用有效，计量为 3000~6000 U，一般只用一次。

**4. 控制并解除肌痉挛**

这是治疗的重要环节，目的是使病人镇静，降低其对外界刺激的敏感性，控制或减轻痉挛。

（1）使用镇静及解痉药：10% 的水合氯醛 20~40 mL，口服或灌肠；或苯巴比妥钠 0.1~0.2 g 肌内注射；或地西泮 10 mg 肌内注射或静脉滴注，2~3 次/天。病情严重者可给予冬眠 1 号合剂（氯丙嗪、异丙嗪各 50 mg，哌替啶 100 mg 加入 5% 的葡萄糖 250 mL 配成）静脉缓慢滴注，但低血压者禁用。

（2）痉挛发作频繁且不易控制者：可用 2.5% 的硫喷妥钠，每次 0.1~0.25 g 缓慢静注。但需警惕发生喉痉挛和呼吸抑制，用于已做气管切开者比较安全。

**5. 防治并发症**

（1）肺部并发症：对于抽搐频繁、药物不易控制的严重病人，尽早行气管切开术、吸痰，必要时行人工辅助呼吸，保持呼吸道通畅，避免发生窒息、肺不张、肺部感染等。

（2）水、电解质紊乱：及时补水、电解质。

（3）营养不良：加强营养支持，必要时输注血浆、人血清白蛋或新鲜全血。

**（四）主要护理诊断**

1. 有窒息的危险：与持续性呼吸肌痉挛、误吸、痰液堵塞气道有关。

2. 有受伤害的危险：与强烈的肌痉挛有关。

3. 有体液不足的危险：与反复肌痉挛消耗、大量出汗有关。

4. 潜在并发症：肺不张、肺部感染、尿潴留、心力衰竭等。

**（五）护理措施**

1. 保持呼吸道通畅：备气管切开包及氧气吸入装置、急救药品和物品准备齐全。病人如频繁抽搐，药物不易控制，无法咳痰或有窒息危险，应尽早行气管切开，以便改善通气，清除呼吸道分泌物，必要时进行人工辅助呼吸。

2. 保护病人，防止受伤：使用带护栏的病床，必要时加用约束带，以防止痉挛发作时病人坠床和自我伤害；关节部位放置软垫保护，防止肌腱断裂和骨折；抽搐时，应用合适的牙垫，防止舌头咬伤。

3. 保持静脉通路通畅：每次抽搐发作后检查静脉通路，防止因抽搐致静脉通路堵塞、脱落而影响治疗。

4. 加强营养：协助病人进食高能量、高蛋白、高维生素的饮食，进食应少量多次，以免引起呛咳、误吸；病情严重不能经口进食者，给予鼻饲或静脉输液，必要时给予 TPN，以维持人体正常需要。

5. 严密观察病情变化：专人护理，每 4 h 测量体温、脉搏、呼吸 1 次，根据需要测血压；病人抽搐发作时，观察、记录发作的次数、时间、症状；注意病人意识、尿量的变化；加强心肺功能监护；密切观察有无并发症发生。

6. 心理辅导：将病人安置于单人隔离病室，温、湿度适宜，保持安静、遮光等。关心和体贴病人，及时了解病人的情绪变化，针对病人和家属担心和顾虑的问题进行解释和安慰，提供适时的心理支持，以减轻或缓解其焦虑情绪。

**（六）健康教育**

1. 加强自我保护意识，避免皮肤受伤。避免不洁接产，以防止发生新生儿及产妇破伤风等。

2. 出现下列情况应及时到医院就诊，注射破伤风抗毒素：①任何较深而窄的外伤切口，如木刺、锈钉刺伤；②伤口虽浅，但沾染人畜粪便；③医院外未经消毒处理的急产或流产；④陈旧性异物摘除术前。

3. 儿童应定期注射破伤风类毒素或百白破三联疫苗，以获得主动免疫。

## 二、气性坏疽

气性坏疽（gas gangrene）是由梭状芽孢杆菌引起的一种以肌坏死或肌炎为特征的急性特异性感染。

### （一）病因与病理

梭状芽孢杆菌的致病因素，主要是外毒素和酶。部分酶能通过脱氮、脱氨、发酵作用，产生大量不溶性气体，积聚在组织间；某些酶能使组织蛋白溶解，造成组织细胞坏死、水肿。由于水、气夹杂，组织急剧膨胀，局部张力迅速增加。活体组织检查可见肌纤维间大量气泡和革兰氏阳性粗短杆菌。此类感染发展急剧，预后差。

### （二）临床表现

气性坏疽的临床特点是病情发展迅速，病人全身情况可在 12~24 h 内迅速恶化。潜伏期 1~4 日，最短 6~8 h。

1. 局部表现：早期，病人自觉伤肢沉重，有包扎过紧感或疼痛感。随病变发展，伤处出现"胀裂样"剧痛，一般止痛剂不能缓解。继而伤口周围皮肤肿胀、苍白、发现很快变为紫红色，进而变为紫黑色，并出现大小不等的水疱。轻压伤口周围可有捻发音，常有气泡从伤口溢出，并有稀薄、恶臭的浆液样血性分泌物流出。伤口内肌肉由于坏死，呈暗红色或土灰色，失去弹性，刀割时不收缩，也不出血。

2. 全身症状表现：头晕、头痛、表情淡漠或烦躁不安、高热、脉速、呼吸急促、大汗和进行性贫血。晚期病人可出现感染性休克、外周循环障碍和多器官功能衰竭等。

### （三）辅助检查

1. 细菌学检查：伤口渗出物涂片可检出病人的革兰氏阳性菌。

2. 影像学检查：X 线、CT 检查常显示伤口肌群有气体。

### （四）处理原则

包括挽救病人的生命，减少组织的坏死，降低截肢率。

1. 彻底清创：在积极抗休克和防治严重并发症的同时施行彻底清创术。

2. 应用抗菌药物：大剂量青霉素钠静脉滴注，每日 1000 万 ~2000 万 U。

3. 高压氧治疗：提高组织间的含氧量，造成不适合细菌生长繁殖的环境。

4. 全身支持疗法：输血，纠正水、电解质失衡，营养支持和对症处理（解热、镇痛）等，以改善机体抵抗力。

### （五）主要护理诊断

1. 疼痛：与局部组织创伤、炎症刺激及肿胀有关。

2. 体温过高：与细菌感染、组织坏死和毒素吸收有关。

3. 组织完整性受损：与组织感染、坏死有关。

4. 悲伤：与失去部分组织、截肢有关。

5. 潜在并发症：感染性休克。

### （六）护理措施

1. 术前护理及非手术治疗护理

（1）对症处理：疼痛剧烈者，遵医嘱给予麻醉镇痛剂或采用自控镇痛泵。对截肢后出现幻肢痛者，应给予耐心解释，解除病人忧虑和恐惧。

（2）控制感染：动态观察和记录体温、脉搏等变化，高热者给予物理或药物降温；及时、准确、合理地应用抗菌药物。给予营养支持，提高病人抗感染能力。

（3）加强伤口护理，促进组织修复：观察伤口周围皮肤的色泽、局部肿胀程度和伤口分泌物性质；对切开或截肢后敞开的伤口，应用3%的过氧化氢溶液冲洗、湿敷，及时更换伤口敷料。对接受高压氧治疗的病人，注意观察氧疗后的伤口变化。

（4）病情观察：若发现病人出现意识障碍、体温降低或升高、脉搏和心率加快、呼吸急促、面色苍白或发绀、尿量减少、血白细胞计数明显增多等感染性休克表现时，及时报告医师，并积极配合治疗和护理。

（5）隔离消毒：严格按照接触隔离的制度执行。

（6）心理辅导：帮助病人正确理解并接受截肢术，鼓励病人正确看待肢体残障，增强其逐渐适应自身形体和日常生活变化的信心。使用假肢者，教会病人自我护理的技巧，使其逐渐做到生活自理。

2. 术后护理

全身支持治疗，适当输血、输液，保持每天尿量在1500 mL以上，有助于毒素的排泄；给予易消化的高营养饮食；每天由静脉给予青霉素等有效抗生素；伤口敞开，每半小时用3%的过氧化氢溶液冲洗伤口1次或用1∶4000高锰酸钾溶液持续滴入伤口，直至伤口感染完全被控制。

3. 健康教育

（1）加强预防气性坏疽的知识普及和宣教；加强劳动保护，避免损伤。

（2）伤后及时到医院正确处理伤口。

（3）对截肢病人，加强心理辅导和社会支持。

# 第四章　麻醉患者护理

# 第一节　概述

麻醉（anesthesia）是指用药物或其他方法使病人的中枢神经系统或周围神经系统的某些部位受到可逆性的抑制，使机体全部或部分暂时失去感觉，或伴肌肉松弛、反射活动减弱或消失的一种技术。它是保证手术安全、减轻病人痛苦、创造良好手术条件的重要措施之一，也是当代外科治疗不可缺少的重要组成部分。

## 一、麻醉学的工作范畴

临床上常说的麻醉一般指手术过程中为消除疼痛而实施的麻醉。实际上，麻醉作为一门学科，其工作范畴除临床麻醉外，还包括重症监护与治疗、急救与复苏、疼痛治疗和麻醉治疗等。麻醉病人的护理主要涉及临床麻醉的方法及麻醉前、麻醉中、麻醉后病人的护理。

1. 麻醉前护理：麻醉前护理是指病人进入手术室接受麻醉之前的护理。麻醉前护理的主要任务是评估病人是否存在影响麻醉的全身和局部因素，以及病人对麻醉的耐受力，找出需要医疗或护理干预的问题，纠正全身状况，改善重要脏器功能，消除不利因素，提高对麻醉的耐受力，确保麻醉和手术的安全，减少麻醉后并发症。

2. 麻醉中护理：麻醉中护理是指从病人进入手术室准备麻醉开始至手术结束一段时间的护理。在麻醉过程中，由于疾病本身的原因和麻醉药物的影响，病人可能出现神经、循环、呼吸等各个系统的异常情况，甚至出现生命危险。因此，麻醉中护理的主要任务是协助麻醉师实施麻醉、保证静脉输液通畅，与麻醉师密切配合，监测生命体征、尿量等变化，及时发现和协助处理异常情况，保证病人安全。

3. 麻醉后护理：麻醉后护理是指病人手术结束，终止麻醉之后的护理。由于外科疾病本身及麻醉、手术对病人生命活动的严重干扰，麻醉后可能存在呼吸、循环、消化、内分泌及神经系统等多方面的生理功能紊乱。对麻醉后呼吸和循环功能稳定者可直接送回外科病房，否则应留麻醉苏醒室（recovery room）或 ICU 进行监测和护理。此期，护理工作的重点是监测病情变化，纠正麻醉及手术创伤所造成的各系统功能紊乱，预防和处理麻醉后并发症，促进机体的全面康复。

## 二、麻醉的分类

临床麻醉方法较多，主要根据病人身体状况、手术种类、手术部位等综合考虑和选择使用。根据麻醉部位、实施方法和麻醉药物的不同将临床麻醉分为以下五类：

1. 局部麻醉（local anesthesia）：包括表面麻醉、局部浸润麻醉、区域阻滞和神经附滞。

2. 椎管内麻醉（intrathecal anesthesia）：从广义上讲，也属于局部麻醉。但因其在操作和药物使用方法上存在着特异性，故临床上将其作为专门的麻醉方法来看待。包括蛛网膜下隙阻滞（腰麻）、硬膜外隙阻滞（硬膜外麻醉）和骶管阻滞麻醉，其实骶管阻滞麻醉也是硬膜外隙阻滞麻醉的一种。

3. 全身麻醉（general anesthesia）：包括吸入全身麻醉、静脉全身麻醉。

4. 复合麻醉（combined anesthesia）：为几种麻醉药物和（或）方法（如低温、控制性低血压）的配合使用。

5. 基础麻醉（basal anesthesia）：为保证麻醉的顺利进行，在实施麻醉前使病人进入类似睡眠状态的麻醉前处理方法。

# 第二节　麻醉前工作

麻醉会给病人带来不同程度的损害和风险，为保证病人在麻醉期间的安全，增强病人对手术和麻醉的耐受性，避免发生麻醉意外，减少麻醉后并发症，必须做好麻醉前的准备工作和护理。

案例：

病人，男，65岁，在饱食后被车撞伤，送至医院急诊时，血压下降至80/60 mmHg，积极抢救后，稍有好转，诊断为脾破裂，在全身复合麻醉下行急症手术。

(1) 该病人主要护理诊断有哪些？

(2) 该病人术前饱食情况下进行手术可能发生什么危险？

(3) 麻醉前应做哪些准备工作病人才能安全？

## （一）护理评估

1. 健康史

(1) 个人史：包括劳动史、烟酒史和药物成瘾史等。

(2) 过去史：有无中枢神经系统、心血管和呼吸系统等疾病。

(3) 既往史：包括病人以往所用的麻醉药物、方法和手术中、后的详细情况。

(4) 用药史：详细了解病人近期是否使用降压药、降糖药、强心药、利尿药、抗生素、镇静剂、三环类药物等，用药剂量、时间及有无不良反应。

(5) 家族史：家族成员中有无遗传性、过敏性疾病及其他疾病史。

2. 身体评估

了解心血管系统、呼吸系统、泌尿系统、神经系统、内分泌系统、血液系统状况，穿刺部位皮肤有无感染，脊柱有无畸形或活动受限，牙齿有无松动、脱落等。麻醉前评估主要是评判病人对麻醉和手术的耐受力，目前常用的评估是以美国麻醉医师协会（ASA）的分级指标为标准的，见表4-1。

表4-1 美国麻醉医师协会（ASA）分级

| 病情分级 | 健康状况 |
| --- | --- |
| 1级 | 体格健康，发育营养良好，各器官功能正常 |
| 2级 | 有轻度系统性疾病，功能代偿健全（包括70岁以上者或新生儿） |
| 3级 | 有严重系统性疾病，日常活动受限 |
| 4级 | 有严重系统性疾病，且经常面临威胁生命的危险 |
| 5级 | 不论手术与否，生命均难以维持24 h的濒死病人 |
| 6级 | 确诊为脑死亡，其器官拟用于器官移植手术供体 |

注：急诊病例在相应ASA分级后加注"急"或"E"，表示风险较择期手术增加。

3. 辅助检查

了解各项实验室检查结果，如血、尿、大便常规和血生化系列，心、肺功能检查；B超、X线、CT等影像学检查；了解水、电解质和酸碱平衡情况，凝血功能是否正常等。

4. 心理状况

麻醉前的病人因为担心自己疾病的严重程度，手术、麻醉效果及预后等，会产生多种不良的心理反应，如紧张不安、焦虑、恐惧、害怕。表现为呼吸、脉搏加快、手发抖、肢体湿冷、小便次数增加等。麻醉前应全面评估病人的心理状况，正确引导和及时纠正病人不良心理。

（二）主要护理诊断

1. 焦虑、恐惧：与担心疾病、麻醉与手术、预后及经济等方面有关。

2. 知识缺乏：缺乏有关麻醉、手术的相关知识。

3. 营养失调：低于机体需要量与疾病所致营养摄入不足或机体代谢增强有关。

（三）护理措施

1. 心理辅导

积极主动地与病人沟通，了解病人焦虑、恐惧的原因。根据病人的年龄、文化程度、身体状况等情况，就病情、麻醉可能出现的不适和处理措施做详细的解释，解除病人的疑虑，使病人有积极的心态接受和配合麻醉。

2. 提高对麻醉的耐受力

应指导病人合理膳食，以摄取足够的营养，凡禁食、进食困难或营养不良者，应遵医嘱给予营养支持治疗。对存有水、电解质及酸碱代谢失衡、贫血和低蛋白血症者，应给予输液、输血或人血白蛋白等处理。对患有心、肝、肾、肺等重要脏器疾病及甲状腺功能亢进症、糖尿病者，应采取相应的治疗和护理措施。

3. 胃肠道准备

消化道准备的目的是保持胃肠道空虚，防止麻醉中呕吐物误吸引起窒息或吸入性肺炎。除门诊小手术实施局麻外，其他择期手术麻醉前成人均应禁食 8~12 h，禁饮 4 h，婴幼儿应禁食 4~8 h，禁水 2~3 h。对饱食后急症手术的病人，应插粗胃管抽吸胃内容物，必要时用生理盐水洗胃。

4. 局麻药过敏试验

酯类局麻药的代谢产物可成为半抗原，引起少数病人发生过敏反应，使用前应常规做皮肤过敏试验。酰胺类局麻药极少引起过敏反应。

5. 麻醉前用药

为了消除病人紧张、提高痛阈、减少分泌物、消除不良反射、更好地完善麻醉效果，应根据病人的全身状况、麻醉药物、麻醉方法、手术方案合理选择药物。

（1）催眠药：具有镇静、催眠、抗惊厥的作用。常用苯巴比妥（鲁米那）、戊巴比妥和司可巴比妥等。

（2）安定镇静药：具有安定镇静、催眠、抗焦虑、抗惊厥的作用。常用地西泮（安定）、咪达唑仑等。

（3）镇痛药：具有镇静及镇痛作用，与全身麻醉药有协同作用，可以减少麻醉药用量。椎管内麻醉时作为辅助用药，能减轻内脏牵拉反应。常用吗啡、哌替啶、芬太尼等。

（4）抗胆碱能药：能阻断 M 胆碱能受体，抑制腺体分泌，减少呼吸道和口腔分泌物，解除平滑肌痉挛及迷走神经兴奋对心脏的抑制作用。常用阿托品、东莨菪碱等。

（5）抗组胺药：可以拮抗或阻止组胺释放。常用异丙嗪等。

6. 麻醉设备和药品的准备

麻醉前应准备和检查麻醉所需的麻醉设备、用具及药品，包括麻醉机、吸引器、面罩、喉镜、穿刺包、供氧设备和监测仪等；无论实施何种麻醉，都必须准备麻醉机、急救设备和药品。

7. 病人入手术室后，在麻醉前仔细核对病人的基本情况。

8. 健康教育

（1）告知病人麻醉的相关知识，减轻病人的恐惧和焦虑感。

（2）指导病人学会自我放松、自我控制情绪，使精神保持愉快。

（3）解除病人的疑虑，使病人有积极的心态接受和配合手术。

# 第三节　局部麻醉

局部麻醉（local anesthesia）又称部位麻醉，是用局麻药暂时阻断某些周围神经的传导，使这些神经所支配的区域产生麻醉效应，简称局麻。局麻操作简便，对病人的生理干扰小、并发症少，但其止痛效果有限。

## （一）常用局部麻醉药

局部麻醉药根据化学结构的不同，可分为两大类：

1.酯类常用的有普鲁卡因、丁卡因等。

2.酰胺类包括利多卡因、布比卡因、罗哌卡因等。

局麻药过敏反应：酯类较酰胺类局麻药多见。用药前做皮内试验，但结果可能有假阳性或假阴性。对酯类局麻药过敏者可换用酰胺类局麻药。

## （二）常用局麻方法

1.表面麻醉（surlace anesthesia）：表面麻醉是将穿透力强的局麻药施于黏膜表面，使其透过黏膜面阻滞黏膜下的神经末梢，产生麻醉效应。常用方法如下：

（1）喷雾法：以1%的丁卡因或2%的利多卡因用喷雾器向咽喉、气管内喷洒，使局部黏脱麻醉。

（2）灌注法：用注射器将2%的利多卡因经尿道口注入，使局部黏膜麻醉。

（3）涂敷法和滴入法：将侵有1%的丁卡因或2%的利多卡因棉片填入鼻腔片刻，使鼻腔黏胶麻醉；用0.5%的丁卡因或2%的利多卡因滴眼，使睑结膜与角膜组织麻醉等。

2.局部浸润麻醉（local infiltration anesthesia）：局部浸润麻醉是将局麻药注射到手术区的组织内，阻滞神经末梢而达到麻醉效应。常用0.25%~0.5%的利多卡因。操作时病人只有第一次进针的痛感，然后分层在肌膜下、肌内、竹膜前或腹膜等处注药，浸一层，切开一层，注药与手术交转进行。此法单位时间内用药量小。也可一次将各层浸润阻滞后再行手术，此法单位时间内用药量较大，宜采用低浓度以控制用药剂量。

注意事项：①掌握一针注药法，使药液在组织内浸润神经末梢；②低浓度、限域用药，局麻药内加肾上腺素预防局麻药中毒；③每次注药前应回抽，以防直接注入血管内；④腹腔手术，应充分阻滞内脏神经；⑤范围大或深层手术，不选用此麻醉方法。

3.区域阻滞（regional block）：区域阻滞是在手术区四周和底部注射局麻药，阻滞手术区的神经纤维而达到麻醉效果。适用于肿块切除术，用药同局部浸润麻醉。

4.神经阻滞（nerve block）：神经阻滞是将局麻药注射到神经干、丛、节的周围，阻滞神经冲动的传导，使其所支配的区域产生麻醉作用。适用于肋间神经、眶下神经、坐骨神经、指（趾）神经干的神经阻滞，颈丛、臂丛神经阻滞等。

### （三）主要护理诊断

1.焦虑、恐惧：与面临麻醉风险和手术室的陌生环境有关。

2.潜在（局麻）并发症：局麻药毒性反应、局麻药过敏反应等。

### （四）护理措施

1.配合麻醉

局部麻醉时由麻醉师实施如颈丛神经阻滞，有时由手术者实施如局部浸润麻醉。应协助摆放麻醉体位，提供好的灯光照明，充分暴露麻醉部位，同时应照顾到病人的舒适和隐私部位的保护；查看局麻药过敏试验结果，准备好注射器、消毒物品等；提供并核实局麻药，掌握好局麻药的用量和浓度，以防一次用量过大、短时间内用药过多或浓度过高，引起局麻药毒性反应。

2.观察和处理并发症

（1）观察病人情况

局麻方法对机体影响较少，门诊手术病人若术中用药量较大或手术时间较长，应在术后休息片刻，观察无不良反应后方可离开。

（2）不良反应的护理

①毒性反应：主要表现为中枢神经系统和心血管系统的改变。病人出现头晕、目眩、多语、寒颤、惊恐不安和定向障碍等，严重者可引起抽搐和惊厥。心血管系统表现为抑制作用，如心肌收缩力下降、心排血量减少、心率减慢、血压降低，出现房室传导阻滞，甚至停搏。

预防及护理措施：给药前应回抽，无血时再注药；对于年老体弱者应减量；局麻药中适量加肾上腺素以减慢其吸收，但高血压、甲状腺功能亢进病人禁用；加强观察和积极处理毒性反应。一旦发现中毒，首先停药，并立即对症处理。主要包括给氧和维持呼吸，躁动不安时用安定5~10 mg静脉注射（静注）；抽搐或惊厥用2.5%的硫喷妥钠静注；若抽搐不止，在控制呼吸的条件下，用短效肌松药琥珀胆碱静注；低血压需行输液和麻黄碱或间羟胺升压；发生心搏、呼吸骤停者立即行心肺脑复苏。

②过敏反应：即变态反应，在临床上主要表现为皮肤瘙痒、荨麻疹、哮喘、呼吸困难、血管神经性水肿等。预防及护理措施包括：尽快选用酰胺类局麻药，麻醉过程中仔细

观察病人的呼吸、血压、皮肤改变，注意有无呼吸困难、荨麻疹等的发生；一旦发生过敏反应立即停药，采取肾上腺素静注，并行氧气吸入，抗组胺药苯海拉明肌内注射，静脉滴注地塞米松；低血压时用麻黄碱或间羟胺等升压药；用氨茶碱或异丙肾上腺素解除支气管痉挛。

③其他反应：局麻药内加入肾上腺素，会引起心血管反应，应与局麻药的过敏反应或中毒反应相鉴别。个别病人在应用小剂量局麻药后，出现中毒样症状，称为高敏反应。这两种反应需停止用药或相应对症治疗。

# 第四节　全身麻醉

全身麻醉（genera lanesthesia，简称全麻）是指麻醉通过呼吸道、静脉或肌肉注射等途径进入体内，产生中枢神经系统的暂时抑制，临床表现为神志消失、全身痛觉消失、遗忘、反射抑制和骨骼肌松弛。对中枢神经系统抑制的程度与血液内药物浓度有关，并且可以控制和调节。这种抑制是完全可逆的，当药物被代谢或从体内排出后，病人的神志及各种反射逐渐恢复。

按麻醉药进入体内的途径不同，全身麻醉分为吸入麻醉和静脉麻醉两种。吸入麻醉是一种将气体或挥发性的麻醉药经吸道吸入而产生全身麻醉的方法。静脉麻醉是一种将麻醉药经静脉注射进入体内，通过血液循环作用于中枢神经系统而产生全身麻醉的方法。

## （一）常用的全身麻醉药

1. 吸入麻醉药

（1）氧化亚氮（$N_2O$）：俗名笑气，麻醉效能较低，常与其他药物复合使用。由于其一次性吸入的浓度很大，单纯吸入 $N_2O$ 时易引起缺氧，麻醉时须维持吸氧浓度 > 30% 的。此外，$N_2O$ 易使体内闭合空腔的容积增大，肠梗阻、气胸的病人禁用；长时间吸入高浓度的 $N_2O$ 易产生骨髓抑制。

（2）恩氟烷：也称安氟醚，可用于麻醉诱导与维持，可使眼压降低，对眼内的手术有利；能松弛子宫平滑肌，引起产后出血，所以子宫手术禁用；能增强非去极化肌松药的作用，麻醉维持时肌松药应减量，麻醉过深时能诱发癫痫发作，故癫痫病史者慎用。

（3）异氟烷：也称异氟醚，多用于麻醉维持。易维持循环的稳定，而且苏醒时间快；对脑血管的升颅压作用较恩氟烷轻，所以常用于颅脑手术；对外周血管扩张明显，可用于控制性降压。

（4）七氟烷：也称七氟醚，用于麻醉诱导和维持，麻醉过程平稳，苏醒快。但对脑血管有舒张作用，使颅内压升高；而且有较强的呼吸道抑制作用。

2. 静脉麻醉药

（1）硫喷妥钠：超短效巴比妥类静脉全麻药。易引起严重的喉痉挛，必须辅以肌松药才可完成插管；用于小儿基础麻醉时，须深部肌内注射；此外，也可用于短小手术的麻醉，控制惊厥等。

（2）氯胺酮：有较强的镇痛效果，用于全麻诱导和小儿基础麻醉。可使唾液和支气管分泌物增多，术中应保持呼吸道的通畅；可使脑血管扩张，颅内压、眼内压升高；可兴奋交感神经，使心率增快、血压升高、肺动脉压升高，故高血压、冠心病、颅脑与青光眼手术的病人慎用；苏醒期有幻觉、噩梦等副作用。

（3）普鲁泊福（异丙酚、丙泊酚）：超短效静脉麻醉药。对呼吸、循环有抑制作用；对静脉有轻微的刺激作用。但其起效迅速，苏醒快，有镇静、催眠和轻微的镇痛作用，现在临床上普遍用于全麻的诱导和维持。

**（二）全身麻醉的实施**

1. 麻醉前的准备：包括病人生理和心理的准备，麻醉前病情评估，麻醉方法的选择，麻醉设备的准备，麻醉前用药。

2. 全身麻醉的诱导：给予全麻药后，病人由清醒状态到意识消失，并进入全麻状态后进行气管内插管，这一阶段称为全麻诱导期。

（1）吸入诱导法：①开放点滴法：用金属丝网面罩绷以纱布扣于病人的口鼻上，将挥发性的麻醉药滴到纱布上，麻醉药的蒸汽靠病人的呼吸进入体内，使病人进入麻醉状态。如乙醚麻醉。②面罩吸入诱导法：将面罩扣于病人口鼻上，开启麻醉机蒸发器，通过病人的自主呼吸吸入麻醉药，当病人意识消失进入麻醉状态后辅以肌松药行气管插管。

（2）静脉诱导法：经静脉注入静脉麻醉药、镇痛药、肌松药后行气管插管。诱导迅速，但分期不明显，对循环干扰大。

3. 全身麻醉的维持：经呼吸道吸入一定浓度的麻醉药或经静脉单次、分次或连续注入麻醉药，维持适当的麻醉深度以满足手术的要求，手术过程中要加强对病人的管理，保证呼吸、循环等生命体征的平稳。

**（三）主要护理诊断**

1. 焦虑、恐惧：与面临麻醉风险和手术室的陌生环境有关。

2. 潜在并发症：呕吐与窒息、呼吸暂停、呼吸道梗阻、低血压或高血压、心搏骤停与心室纤颤、高热和惊厥等。

### （四）护理措施

**1. 心理辅导**

体谅病人面临麻醉和手术室陌生环境所产生的心理变化，以和蔼的态度接待病人，耐心询问和说明有关问题，并配合适当的肢体语言，让病人感到亲切可信，减轻其紧张、焦虑或恐惧。

**2. 麻醉中护理**

（1）配合麻醉：全身麻醉实施前，应建立通畅的静脉通路；若有胃肠减压符，应开放导符并接引流袋；再次检查麻醉设备、器械和药品是否准备齐全，性能是否完好；连接监护仪监测心电图、血压、脉搏、呼吸、血氧饱和度等；协助麻醉师实施麻醉诱导、气管内插管、连接麻醉机和全麻维持等操作。

（2）麻醉期间的监护密切观察病人的呼吸系统、循环系统和中枢神经系统的功能，判断麻醉深度；注意监测麻醉机的工作状况。

①呼吸功能的监护：呼吸的频率、节律、幅度及呼吸运动的类型；皮肤、口唇、指（趾）甲的颜色；脉搏血氧饱和度（$S_pO_2$）；$PaO_2$、$PaCO_2$和pH；潮气量、每分通气量。

②循环功能的监护：脉搏；血压；中心静脉压；肺毛细血管楔压（PCWP)；心电图；尿量；失血量。

③其他：注意表情、神志的变化，严重低血压和缺氧可使病人表情淡漠和意识丧失。监测体温，特别是小儿。体温过高可致代谢性酸中毒和高热惊厥，体温过低易发生麻醉过深而引起循环抑制，麻醉后苏醒时间延长。

**3. 麻醉后护理**

（1）体位去枕平卧，头偏向一侧，保持呼吸道的通畅；安装好各种监测仪器；保持各种管道和引流物的通畅。

（2）麻醉恢复期的监护：全麻手术及危重病人，应送病人于麻醉苏醒室或ICU，安排专人护理，常规进行呼吸、循环功能监测，并每15~30 min记录1次，直到病人完全清醒。还应定时测定和记录体温变化，若有异常应连续监测。

具体观察内容如下：

①呼吸系统：包括呼吸频率、节律及胸腹部呼吸活动幅度，以判断病人的呼吸功能；肺部听诊，了解有无导管移位、肺不张、分泌物积聚等；监测血氧饱和度、动脉血气分析，以及早发现低氧血症。

②循环系统：包括心电监护，了解有无心肌缺血、心律失常等；监测血压、中心静脉压，以判断循环血量及心血管功能；按压甲床，观察毛细血管充盈时间，了解末梢循环情况；观察尿液，了解血容量和肾功能情况。

③中枢神经系统：全麻后应注意意识状态、瞳孔大小及对光反射、对痛觉的感知及体温变化等；椎管内麻醉后应密切观察被阻滞部位的感觉和运动恢复情况等。

④拔除气管插管指征：全麻病人满足下列条件时，即可拔除气管插管。a. 意识及肌力恢复，能根据指令做睁眼、开口、舌外伸、握手等动作，上肢抬高时间达 10 s 以上；b. 自主呼吸恢复良好，无呼吸困难，呼吸频率在 15 次 / 分左右；潮气量 > 5 mL/kg；肺活量 > 15 mL/kg；$PaCO_2 < 6$ kPa（45 mmHg）；非给氧状态下 $PaO_2 > 8$ kPa（60 mmHg）；吸纯氧状态下 $PaO_2 > 40$ kPa（300 mmHg）；c. 咽喉、呛咳反射恢复；d. 鼻腔、口腔及气管内无分泌物。

⑤转回普通病房标准：麻醉苏醒室或 ICU 病人达到下列标准时，可转回普通病房。a. 意识清楚，定向力恢复，能正确回答问题；b. 呼吸平稳，能深呼吸和咳嗽，$SaO_2 > 95\%$；c. 血压、脉搏稳定已超过 30 min，心电图无严重心律失常及 ST 段、T 波改变。

（3）维持呼吸功能首先应保持呼吸道通畅，如防止误吸和舌后坠、清除呼吸道分泌物、及时处理喉痉挛和呼吸抑制等。较大手术后，无论全麻或椎管内麻醉，均应常规给氧。对并存肺部疾病或行开胸和上腹部手术者，更应重视呼吸功能的变化和管理。

（4）维持循环功能麻醉恢复期，血压容易波动，体位变化对循环也有影响。血容量不足、静脉回流障碍，血管张力降低等可引起低血压；而术后疼痛、低氧血症和（或）高碳酸血症、颅内压增高、高血压病人术前停用降压药物等可引起高血压。除严密观察和监测外，应遵医嘱针对病因进行处理。

（5）维持正常体温。多数全麻大手术后病人体温过低，应注意盖好被褥，无休克者可使用 50℃以下的热水袋保暖。少数病人，尤其小儿全麻后可有高热，甚至惊厥，应给予物理降温、氧气吸入必要时给予镇静药物。

（6）采取安全防范措施麻醉恢复期，应妥善保护病人，对躁动不安者应加床栏。必要时，予以适当约束，以防发生坠床、静脉输液针头或引流管拔出、切口敷料抓脱等情况。

（7）常见并发症的防治及护理。

①呼吸暂停：多见于未插管的静脉全麻病人，如使用异丙酚、氯胺酮、硫喷妥钠等进行麻醉的门诊手术病人；也可见于全麻病人苏醒拔管后，因苏醒不完全所致。

预防及护理措施：麻醉前备好急救设备和药品；麻醉期间密切监测各项指标；全麻结束拔管时，一定等病人完全苏醒后方可拔管。一旦发生危险立即进行人工呼吸，必要时在肌松药的辅助下行气管插管。

②上呼吸道梗阻：常见原因如舌后坠、口腔内分泌物及异物阻塞、喉头水肿、喉痉挛等机械性梗阻。表现为呼吸困难并有鼾声，完全梗阻时出现鼻翼扇动和三凹征。

预防及护理措施：麻醉期间密切观察，一旦发现应立即处理。舌后坠时可将头后仰托起下颌，置入口咽或鼻咽通气道，同时清除咽喉部的分泌物和异物，即可解除梗阻；喉头水肿多发生于婴幼儿及气管内插管困难者，轻者可静注皮质激素或雾化吸入肾上腺素，严重者行气管切开；轻度喉痉挛者经加压给氧即可解除，严重者可经环甲膜穿刺置管后加压给氧。

③下呼吸道梗阻：常见原因为气管导管扭折、导管斜面过长贴在气管壁上、分泌物或呕吐物误吸后堵塞气管及支气管。轻度梗阻时肺部时听到啰声，梗阻严重者可呈现呼吸困难、发绀、心率增快、血压降低，如处理不及时可危及病人的生命。

预防及护理措施：及时清理呼吸道；麻醉期间密切观察，一旦发现立即告知医生并配合治疗；注意病人因改变体位而引起气管导管扭折。

④肺炎和肺不张：常见于胸部或上腹部大手术病人，服用具有抑制中枢神经系统药物的病人、吸烟及肥胖病人。麻醉期间呼吸道分泌物较多且引流不畅会引发肺炎。术后气道被黏稠的分泌物堵塞易发生肺不张。

预防及护理措施：术前禁烟至少两周；预防性使用抗生素；麻醉期间随时清除呼吸道分泌物；术后定时翻身拍背，鼓励病人正确咳嗽、咳痰，对于痰液黏稠不易咳出者，可雾化吸入以稀释痰液，必要时可在纤维支气管镜（纤支镜）下吸出痰液并进行冲洗。

⑤低氧血症：麻醉机故障、氧气供应不足、呼吸道梗阻、肺不张、误吸、肺水肿等都可引起低氧血症。

预防及护理措施：仔细观察病人有无出现呼吸急促、发绀、躁动不安、心动过速、血压升高等症状。密切监测血气分析结果，一旦发生低氧血症应给予有效供氧，必要时配合医生行机械通气。

⑥低血压：麻醉过深、术中脏器牵拉引起迷走神经反射，术中失血过多等都可导致低血压的发生。

预防及护理措施：密切观察病人的生命体征做到及早发现；根据失血量及时补充血容量，调节麻醉深度，避免麻醉过深；术中内脏牵拉时常可引起反射性的血压下降；应及时解除刺激，必要时给予阿托品治疗。

⑦高血压：与原发性高血压、颅内压增高等原发疾病，以及麻醉过浅、镇痛药量不足、氯胺酮麻醉及手术、麻醉操作等因素有关。

预防及护理措施：麻醉期间密切观察血压变化，一旦发生积极对症处理，如加深麻醉、加大镇痛剂的用量、应用降压药物和其他心血管药物等。

⑧心律失常：麻醉过浅、血容量较低、贫血及缺氧致心动过速；手术内脏牵拉引起迷走神经功能亢进，表现为心动过缓，甚至心搏骤停。

预防及护理措施：密切监测，一旦发现及时报告医生，并协助治疗；窦性心动过速与高血压同时出现时，应适当加深麻醉；因迷走神经反射所致心动过缓甚至心搏骤停应立即停止操作，必要时可注射阿托品。麻醉引起的偶发室性早搏无须特殊治疗。

⑨术后苏醒延迟与躁动：若全身麻醉后超过2 h意识仍不恢复，在排除昏迷后，即可

认为是麻醉苏醒延迟。苏醒延迟与麻醉药用量过度、循环或呼吸功能恶化、严重水、电解质失调或糖代谢异常等有关；躁动与苏醒延迟、苏醒不完全、镇痛不足有关。

预防及护理措施：术中避免低体温；用高流量纯氧快速冲洗残余的吸入性麻醉药；拔管前使用肌松药的拮抗剂；对于躁动的病人给予低剂量的异丙酚和适量的镇痛药。

# 第五章　损伤患者护理

# 第一节 创伤

损伤（injury）是指机械、物理、化学或生物等致伤因素作用于人体所造成的组织结构完整性破坏或功能障碍及其所引起的局部和全身反应。创伤（trauma）是指机械性致伤因素作用于人体造成的组织结构完整性的破坏或功能障碍，是临床最常见的一种损伤。

## 一、创伤的分类

### （一）按皮肤完整性分类

1.闭合性创伤，伤后皮肤黏膜保持完整

（1）挫伤：最为常见，由钝器直接作用于人体软组织而发生的创伤。

（2）扭伤：因旋转、牵拉或肌肉猛烈而不协调的收缩等间接暴力，使关节突然发生超出生理范围的活动，造成肌肉、肌腱、韧带、筋膜、关节囊等组织撕裂、断裂或移位等。

（3）挤压伤：人体肌肉丰富的部位，如四肢、躯干，受重物长时间挤压后所造成的创伤。

（4）震荡伤：头部受钝力打击所致的暂时性意识丧失，无明显或仅有轻微的脑组织形态变化。

（5）关节脱位和半脱位：关节部位受到不均匀的暴力作用后所引起的损伤。骨骼完全脱离关节面者称为完全性脱位，部分脱离关节面者称为半脱位。

（6）闭合性骨折：强暴力作用于骨组织所产生的骨断裂。

（7）闭合性内脏伤：强暴力传入体内后所造成的内脏损伤。

2.开放性创伤，创伤部位皮肤或黏膜有破损

（1）擦伤：皮肤与表面较粗糙的物体快速摩擦造成的创伤。

（2）刺伤：多由尖锐物体所致，易伤及深部组织和脏器，容易发生感染，尤其是厌氧菌感染。

（3）切割伤：皮肤、皮下组织或深层组织受到玻璃碎片、刀刃等锐器划割而发生的破损裂伤，可造成血管、神经和肌腱等深部组织创伤。

（4）撕裂伤：由于急剧的牵拉或扭转导致浅表和深部组织的撕脱与断裂，伤口多不规则。

## （二）按受伤组织分类

按受伤组织可分为软组织损伤、骨骼或内脏器官损伤等。

## （三）按伤情轻重分类

1. 轻度：伤及局部软组织，只需局部处理或小手术治疗。大多不影响学习、工作和生活。

2. 中度：广泛软组织伤、四肢长骨骨折及一般的腹腔脏器损伤等，需手术治疗，但无生命危险。

3. 重度：重度是指危及生命或治愈后留有严重残疾者。

## 二、创伤的病理生理及临床表现

### （一）病理生理

在致伤因素作用下，机体迅速产生各种局部和全身性防御反应，以维持机体内环境的稳定。

1. 局部反应

主要表现为局部创伤性炎症反应，其病理过程与一般炎症基本相同。创伤后组织破坏释放各种炎性介质，引起毛细血管壁通透性增高、血浆成分外渗；白细胞等趋化因子迅速集聚于伤处吞噬和清除病原微生物或异物，并出现疼痛、发热等炎症表现。一般3~5日后逐渐消退。

2. 全身反应

致伤因素作用于机体后引起的一系列神经内分泌活动增强并引发各种功能和代谢改变的过程，是一种非特异性全身应激反应。

3. 组织修复和创伤愈合

（1）组织修复：组织修复的基本方式是由伤后增生的细胞和细胞间质填充、连接或代替缺损组织。理想的修复是完全由原来性质的组织细胞修复缺损组织，恢复其原有的结构功能，称为完全修复。由于人体各种组织细胞固有的再生增殖能力不同，大多数组织伤后由其他性质细胞（多为成纤维细胞）增生替代完成。

（2）创伤愈合的类型。①一期愈合：又称原发愈合，组织修复以原来细胞为主，仅含少量纤维组织，局部无感染、血肿及坏死组织，伤口边缘整齐、严密，呈线状，组织结构和功能修复良好。②二期愈合：又称瘢痕愈合，以纤维组织修复为主，修复较慢，瘢痕明显，愈合后对局部结构和功能有不同程度的影响。

4. 影响创伤愈合的因素

（1）局部因素：伤口感染是最常见的影响因素。其他如创伤范围大、坏死组织多、异物存留、局部血液循环障碍、伤口引流不畅、伤口位于关节处、局部制动不足、包扎或缝合过紧等也不利于伤口愈合。

（2）全身性因素：主要影响因素有营养不良、大量使用细胞增生抑制剂（如皮质激素等），并有糖尿病、结核、肿瘤等慢性疾病及出现全身严重并发症（如多器官功能不全）等时，也常延迟伤口愈合。

（二）临床表现

1. 闭合性创伤：受伤局部疼痛、肿胀、淤血及血肿。疼痛剧烈时可引起晕厥或休克；若受伤部位深层组织或器官同时有破坏，可有内出血而出现一系列休克的症状，如四肢湿冷、呼吸急促而浅、意识障碍、脉搏快、血压低、尿量减少等。若有骨折或脱位，则受伤部位出现畸形及功能障碍。

2. 开放性创伤：局部的伤口是最突出的临床表现，伤口内有不同程度的外出血；若开放伤口深及脏器或深部血管，可有内出血。休克常是严重开放性创伤的主要临床表现。创伤常伴有发热（38℃左右），为局部出血或坏死组织分解产物吸收所致，体温升高即应注意有无感染。休克纠正后仍无尿或少尿则可能是急性肾衰竭。有时可见急性呼吸窘迫综合征：虽无胸部创伤，但有进行性的呼吸困难，呼吸增快，每分钟超过40次。一般的鼻导管吸氧不能使之缓解。动脉血氧分压降低，最终可致昏迷、死亡。主要原因是休克时的微循环障碍或其他原因（如胃液误吸入肺）引起的肺间质水肿和肺泡群的萎陷，致使流经肺毛细血管的血液无法获得充分的氧气交换以满足全身的需要。严重创伤伤员经早期抢救成功而最终死亡者，30%~50%的死于急性呼吸窘迫综合征。

## 三、创伤的辅助检查及处理原则

（一）辅助检查

1. 实验室检查：血常规和血细胞比容可判断失血或感染情况；尿常规有助于判断有无泌尿系统创伤和糖尿病；血电解质和血气分析有助于了解有无水、电解质、酸碱平衡紊乱；对疑有肾创伤者，可进行肾功能检查；血、尿淀粉酶有助于判断是否有胰腺创伤等。

2. 影像学检查：X线照片可了解有无骨折、脱位，胸、腹腔有无积液积气，伤处异物情况等。超声、CT和MRI检查有助于实质性器官创伤及脊髓、颅底、骨盆底部等处创伤的诊断。

3. 诊断性穿刺和肾管检查：一般胸腔穿刺可明确血胸或气胸；腹腔穿刺或灌洗可明确有无内脏破裂、出血；心包穿刺可证实心包积液或积血。放置导尿管或灌洗可诊断尿道或膀胱的创伤；监测中心静脉压可辅助判断血容量和心功能。

## （二）处理原则

1. 现场急救：对于各种类型的创伤，现场妥善救护是挽救病人生命的重要保证。急救措施包括循环和呼吸功能的支持，伤口的止血、包扎、固定等。优先解决危及生命的紧急问题，并将病人迅速、安全运送至医院。

2. 院内救治：伤员经现场急救被送到医院后，应立即对病情进行再次评估、判断和分类，采取针对性的措施进行救治。

（1）全身处理：①维持呼吸和循环功能：保持呼吸道通畅，给氧，必要时行气管插管或气管切开，机械辅助通气。输液、输血，尽快恢复有效循环血量。②镇静止痛：正确包扎、固定及适当制动有助于减轻疼痛。因剧烈疼痛，可诱发或加重休克，可在不影响病情观察的情况下合理使用镇静止痛药物。③防治感染：开放性创伤在伤后 12 h 内注射破伤风抗毒素，并合理使用抗菌药物。④支持治疗：包括维持水、电解质、酸碱平衡，保护重要脏器功能，并给予营养支持治疗。⑤心理支持：创伤后病人可出现恐惧、焦虑等，甚至可发生创伤后压力综合征，因此需注意对创伤后病人的心理支持。

（2）局部处理：①闭合性创伤：单纯软组织创伤者，给予局部制动，患肢抬高，局部冷敷，12 h 后改用热敷等。闭合性骨折和脱位者，需进行复位、固定；合并重要脏器、组织创伤者，应手术探查和修复处理。②开放性创伤：清洁伤口可以直接缝合；污染伤口采用清创术，对伤口进行清洗、扩创、缝合等处理（伤后 6~8 h 以内是最佳时间，此时清创一般可达预期愈合）。若伤口污染较重或超过 8~12 h 后处理，清创后伤口放置引流条并行延期缝合。

## 四、创伤的相关护理

### （一）护理评估

1. 健康史

了解病人受伤原因、时间、地点、部位，以及伤后表现、有无危及生命的创伤、现场救治及转运途中伤情变化等；病人伤前是否饮酒，是否有高血压、糖尿病、营养不良等慢性疾病；是否长期使用皮质激素类、细胞毒性类药物；以及有无药物过敏史等。

2. 身体状况

了解受伤部位，检查受伤处有无伤口、出血；有无血肿、异物、青紫、瘀斑、肿胀、疼痛及功能障碍；有无合并伤及其他脏器创伤等。观察病人意识、生命体征、尿量等变化，有无休克及其他并发症发生。了解各项辅助检查有无异常。

### （二）主要护理诊断

1. 体液不足：与伤后失血、失液有关。

2. 疼痛：与创伤、局部炎症反应或伤口感染有关。

3. 组织完整性受损：与组织器官受创伤、结构破坏有关。

4. 潜在并发症：休克、感染、挤压综合征等。

### （三）护理措施

1. 急救护理

（1）抢救生命：在现场经简单的评估，找出危及生命的紧迫问题，立即就地救护。必须优先抢救的急症主要包括心搏和（或）呼吸骤停、窒息、大出血、张力性气胸和休克等。主要措施如下。①保持呼吸道通畅：立即解开病人衣领，清理口腔、鼻腔、置通气道、给氧等。②心肺复苏：一经确诊为心搏、呼吸骤停，立即采取胸外心脏按压及口对口人工呼吸。③止血及封闭伤口：采用手指压迫、加压包扎、扎止血带等方法迅速控制伤口大出血；胸部开放性伤口要立即封闭。④恢复循环血量：有条件时，现场开放静脉通路，快速补液。⑤监测生命体征：现场救护中，应时刻注意生命体征、意识的变化。

（2）包扎：目的是保护伤口、减少污染、压迫止血、固定骨折、减轻疼痛。用无菌敷料或清洁布料包扎，如有腹腔内脏脱出，应先用干净器皿保护后再包扎，勿轻易还纳，以防污染。

（3）固定：肢体骨折或脱位可使用夹板、就地取材或利用自身肢体、躯干进行固定，以减轻疼痛、防止再创伤，方便搬运。较重的软组织创伤也应局部固定制动。

（4）转送：迅速、安全、平稳地转送伤员。

2. 补充血容量，维持有效循环血量

（1）观察与监测：密切监测意识、呼吸、血压、脉搏、中心静脉压和尿量等，并认真做好记录。

（2）维持有效循环血量：有效止血后，迅速建立2~3条静脉输液通道，给予输液、输血或应用血管活性药物等，以尽快恢复有效循环血量并维持循环的稳定。

3. 缓解疼痛

肢体受伤时可用绷带、夹板、石骨、支架等维持有效固定和制动姿势，避免因活动而加重疼痛。疼痛严重者遵医嘱使用镇静、止痛药物。

4. 妥善护理伤口

（1）开放性伤口清创术后护理：伤肢抬高制动；注意观察伤口有无出血、感染征象；引流是否通畅；肢端循环情况；定时更换伤口敷料；遵医嘱应用破伤风抗毒素及抗菌药物。

（2）闭合性创伤病人的护理：软组织创伤，抬高或平放受伤肢体；12 h内给予局部冷敷和加压包扎，以减少局部组织的出血和肿胀；伤后12 h起改用热敷、理疗、药物外敷等，以促进血肿和炎症的吸收；注意观察皮下出血及血肿的变化情况；伤情稳定后指导病人进行功能锻炼。

5.并发症的观察与护理

观察受伤部位的出血、疼痛、伤口修复等情况，肢体创伤严重者，应定时测量肢体周径，注意末梢循环、肤色和温度。尤其足闭合性内脏创伤，需要严密观察有无休克及创伤后各种并发症的发生。

（1）感染护理：开放性创伤病人如果污染较重没有及时处理，很容易发生感染，所以应及早行清创术，使用抗菌药物和破伤风抗毒素。若伤口已发生感染，及时行引流、换药处理。

（2）挤压综合征护理：凡四肢或躯干肌肉丰富的部位受到重物长时间挤压致肌肉组织缺血性坏死，继而引起肌红蛋白血症、肌红蛋白尿、高血钾和急性肾衰竭为特点的全身性改变，称为挤压综合征（crush symlrome），又称为 Bywaters 综合征。当局部压力解除后，出现肢体肿胀、压痛、肢体主动活动及被动牵拉活动引起疼痛、皮温下降、感觉异常、弹性减弱，在 24 h 内出现茶褐色尿或血尿等改变时，提示可能并发了挤压综合征，应及时报告医生并配合处理。护理措施如下：①早期患肢禁止抬高、按摩及热敷；②协助医生切开减压，消除坏死组织；③遵医嘱应用碳酸氢钠及利尿剂，防止肌红蛋白阻塞肾小管；对行腹膜透析或血液透析治疗的肾衰竭病人做好相应护理。

6.心理辅导

护士应保持镇静的态度，详细解释各种处理措施，以减轻病人及其家属的焦虑及担忧。

**（四）健康教育**

1.安全教育：普及安全知识，加强安全防护意识，避免受伤。一旦受伤，无论是开放性，还是闭合性创伤，都要及时到医院就诊，接受正确的处理，以免延误抢救。

2.康复指导：伤后恢复期加强功能锻炼，促进机体功能恢复，防止肌肉萎缩和关节僵硬等并发症的发生。

# 第二节　烧伤

案例：

病人，男，34 岁，体重 60 kg，当日上午 8 时不慎被沸水烫伤，1 h 后被送往医院。主诉创面疼痛，感觉口渴、胸闷、紧张害怕。病人烦躁不安，呻吟，表情痛苦，P110 次 / 分，BP106/94 mmHg，面部、胸、腹部、两前臂、双手、两小腿、双足部广泛烫伤，背部散在伤处约有 3 个手掌大小，均有水疱。

（1）现场应采取哪些救护措施？

（2）该病人烫伤面积、深度及严重程度如何？

（3）目前病人存在哪些护理诊断／问题？

（4）伤后第一个 24 h 补液总量是多少？如何安排补液种类和速度？

烧伤泛指由热力、电流、化学物质、激光、放射线等所造成的组织创伤。热力烧伤（thermal injury）是指由火焰、热液、蒸汽、热固体等引起的组织创伤。通常所称的烧伤或狭义的烧伤，一般指热力所造成的烧伤。

## 一、烧伤病理分析

### （一）病因及分类

1. 热力烧伤：火焰、热液、热蒸汽、热金属等引起的烧伤最为多见，占烧伤的 85%~90% 的。

2. 化学烧伤：由强酸、强碱造成的烧伤，如硫酸、盐酸、氢氧化钾、氢氧化钠。

3. 电烧伤：包括电弧烧伤和电接触烧伤，前者为高压电放电产生电弧的热力伤。常引起广泛的组织凝固性坏死，电阻低的组织创伤大。体内各种组织中电阻最小的是血管，其他依次为神经、肌肉、皮肤、脂肪、肌腱和骨组织。

4. 放射性烧伤：由放射线所致的烧伤。

### （二）病理生理

热力首先作用于体表如皮肤、黏膜，而后逐层深及皮下、肌肉、骨骼甚至内脏。烧伤破坏皮肤的完整性和屏障保护功能，皮肤调节体温、体液、泌汗、感觉和合成维生素 D 等功能。烧伤所引起的病理生理变化取决于热源温度和受热时间。52℃热力持续作用 1 min 或 68℃热力作用 1 s，即可引起全层皮肤烧伤。热力温度和持续时间与烧伤程度呈正相关。

1. 局部病变

热力作用于局部的皮肤、黏膜，导致蛋白质变性、坏死，组织坏死后会释放组胺类血管活性物质，使毛细血管通透性增加，血浆样液体渗出至细胞间隙或皮层间隙，形成水肿或水疱。深度烧伤可致皮肤脱水、凝固，甚至炭化，形成焦痂。

2. 全身变化

大面积的烧伤，除局部病理改变外，还可引起全身性烧伤反应。烧伤后机体反应性释放各种因子，如应激性激素、炎性介质、多种酶、细胞分解产物等所致。全身反应主要表现为血容量不足、红细胞丢失、免疫力降低、负氮平衡等，从而诱发休克、肺部感染和急性呼吸衰竭、烧伤脓毒症、急性肾衰竭、呼吸窘迫、应激性溃疡等并发症，使病情恶化。烧伤致死的主要原因是窒息、烧伤败血症和多系统器官功能衰竭（MOSF）。

全身主要变化如下：

（1）血容量减少：组织缺血缺氧会释放出很多的血管活性物质和凝血活酶，导致血管通透性增强、血管内凝血，出现循环障碍。血液浓缩，血容量减少，出现低血容量性休克。

（2）红细胞丢失：出现血红蛋白尿和贫血。

（3）能量不足和负氮平衡：烧伤后出现高代谢状态，儿茶酚胺增多使糖异生增强，导致蛋白质降解，体重下降。

（4）免疫功能降低：重度创伤可以使人体白细胞降低，免疫功能下降，创面渗液和坏死组织也易导致细菌感染。

### （三）临床分期

根据烧伤病理生理特点，病程大致分为 4 期。

1. 急性体液渗出期（休克期）：组织烧伤后的立即反应是体液渗出，伤后 2~3 h 最为急剧，8 h 达高峰，随后逐渐减缓，至 48 h 后渐趋稳定并开始回吸收。此期由于体液的大量渗出和血管活性物质的释放，容易发生低血容量性休克，临床又称为休克期。

2. 感染期：从烧伤渗出液回吸收开始，感染的危险已存在并持续至创面完全愈合。烧伤早期因为皮肤生理屏障被破坏，致病菌在创面中的坏死组织和渗出液中大量繁殖；严重烧伤后的应激反应及休克的打击，全身免疫功能低下对病原间的易感性增加，通常在休克的同时即可并发局部和全身性感染。深度烧伤形成的凝固性坏死及焦痂，在伤后 2~3 周可进入广泛组织溶解阶段，此期细菌极易通过创面侵入机体引起感染，此阶段为烧伤并发全身性感染的又一峰期。

3. 修复期：烧伤后组织修复在炎症反应的同时即已开始。创面的修复与烧伤的深度、面积及感染的程度密切相关。浅度烧伤多能自行修复，无瘢痕形成；深Ⅱ度烧伤靠残存的上皮的融合修复，如无感染，一般 3~4 周逐渐修复，留有瘢痕；Ⅲ度烧伤形成瘢痕或挛缩，可导致肢体畸形和功能障碍，需要皮肤移植修复。

4. 康复期：深度创面愈合后，可形成瘢痕，严重者影响外观和功能，需要锻炼、工疗、体疗和整形以期恢复；某些器官功能损害及心理异常也需要一个恢复过程；深Ⅱ度和Ⅲ度创面愈合后，常有瘙痒或疼痛、反复出现水疱，甚至破溃并发感染，形成残余创面，这种现象的终止往往需要较长时间；严重大面积深度烧伤愈合后，由于大部分汗腺被毁，机体调节体温能力下降，在夏季，这类伤员多感全身不适，常需 2~3 年的调整适应过程。

## 二、烧伤的处理原则及相关护理

### （一）处理原则

1. 现场急救措施：正确施行现场急救，去除致伤原因，迅速处理危及病人生命的创伤，如窒息、大出血、开放性气胸、中毒等。若心跳呼吸停止，立即就地实施心肺复苏术。

（1）迅速脱离致热源：如火焰烧伤应尽快脱离火场，脱去燃烧衣物，就地翻滚或是跳入水池灭火。互救者可就近用非易燃物品（如棉被、毛毯）覆盖，以隔绝灭火。忌奔跑或用双手扑打火焰。小面积烧伤立即用冷水连续冲洗或浸泡，既可减轻疼痛，又可防止余热继续损伤组织。

（2）保护创面：剪开取下伤处衣裤，不可剥脱；创面可用干净敷料或布类简单包扎后送医院处理，避免受压，防止创面再创伤和污染。避免用有色药物涂抹，以免影响对烧伤深度的判断。

（3）保持呼吸道通畅：火焰烧伤后呼吸道受热力、烟雾等创伤，引起呼吸困难、呼吸窘迫，特别注意保持呼吸道通畅，必要时放置通气管、行气管插管或切开。如合并一氧化碳中毒，应移至通风处，给予高流量氧气或纯氧吸入。

（4）其他救治措施：应尽快建立静脉通道，给予补液治疗，避免过多的饮水，以免发生呕吐及水中毒，可适量口服淡盐水或烧伤饮料。安慰和鼓励病人，使其保持情绪稳定。疼痛剧烈可酌情使用镇静止痛药物。

2. 防治休克措施：严重烧伤特别是大面积烧伤病人，防治休克至关重要。液体疗法是防治休克的主要措施。

（1）补液总量：根据烧伤早期体液渗出的规律估计补液总量。国内通常按病人的烧伤面积和体重计算补液量。①伤后第 1 个 24 h：每 1% 烧伤面积（Ⅱ度、Ⅲ度）每公斤体重应补充胶体液和电解质液共 1.5 mL（儿童为 1.8 mL，婴儿为 2 mL），另加每日生理需要量 2000 mL（儿童 60~80 mL/kg，婴儿 100 mL/kg）。第一个 24 h 补液量 = 体重（kg）× 烧伤面积 × 1.5 mL（儿童为 1.8 mL，婴儿为 2 mL）+2000 mL（儿童 60~80 mL/kg，婴儿 100 mL/kg），补液应遵循"先快后慢、先晶后胶，交替输入"的原则，补液总量（包括生理需要量）的一半应在伤后前 8 h 内输入，另一半在后 16 h 内补入。②伤后第二个 24 h：电解质液和胶体液为第一个 24 h 的一半，再加每日生理需要量 2000 mL。

（2）补液种类：胶体液和电解质液的比例为 1：2，大面积深度烧伤者与小儿烧伤其比例改为 1：1。胶体液首选血浆，紧急抢救时可用低分子量的血浆代用品，但总用量不宜超过 1000 mL，Ⅲ度烧伤病人可适量输全血。电解质溶液首选平衡盐溶液，并适当补充碳酸氢钠溶液。生理需要量一般用 5%~10% 的葡萄糖溶液。

3. 创面处理措施：主要目的是清洁、保护创面，防治感染，促进创面愈合；减少瘢痕产生，最大限度地恢复功能。

（1）初期清创：在控制休克之后尽早清创，即清洗、消毒、清理创面。浅Ⅱ度创面的小水疱可不予处理，大水疱可用无菌注射器抽吸，疱皮破裂应剪除。深Ⅱ度创面的水疱皮及Ⅲ度创面的坏死表皮应去除。清创后创面根据烧伤的部位、面积及医疗条件等选择采用包扎疗法或暴露疗法。

（2）包扎疗法：包扎有保护创面、减少污染和及时引流创面渗液的作用。适用于面积小或四肢的浅Ⅱ度烧伤。创面清创后用油性纱布覆盖创面，再用多层吸水性强的干纱布包裹，包扎厚度为2~3 cm，包扎范围应超过创面边缘5 cm。包扎松紧适宜、压力均匀，为避免发生粘连或畸形，指（趾）之间要分开包扎。

（3）暴露疗法：将病人暴露在清洁、温暖、干燥的空气中，使创面的渗液及坏死组织干燥成痂，以暂时保护创面。适用于头面、会阴部烧伤及大面积烧伤或创面严重感染者。创面可涂1%的磺胺嘧啶银霜、碘伏等。

（4）手术疗法：对深度烧伤创面，应及早手术治疗，包括切痂（切除烧伤组织达深筋膜平面）或削痂（削除坏死组织至健康平面），并立即植皮。小面积深度烧伤者，可采用自体游离皮片移植、皮瓣移植等方法，以修复皮肤与组织的严重缺损，减轻功能障碍。大面积烧伤者，因自体供皮区不足，可采用大张异体皮开洞嵌植小块自体皮、异体皮下移植微粒自体皮、网状皮片移植等方法，以尽量覆盖创面，减少感染机会，减轻瘢痕孪缩，降低致残率。

4. 防治感染措施：烧伤感染来源有外源性与内源性感染，常见病菌有铜绿假单胞菌、金黄色葡萄球菌、大肠埃希菌、白色葡萄球菌等。近年来真菌感染逐渐增多。

（1）改善机体防御功能：积极纠正休克，根据病情给予肠内或肠外营养。

（2）正确处理烧伤创面：防治全身性感染的关键措施。特别是深度烧伤创面是主要感染源，应早期切痂、削痂、植皮。

（3）合理应用抗菌药物：及早使用抗菌药物和破伤风抗毒素，以后再根据创面细菌培养和药物敏感试验结果进行凋整。

**知识链接**

**异体脸面移植**

　　异体脸面移植可一次性修复不同层次的组织缺损，而且避免了供区的继发性损伤，给极重度面部烧伤病人带来治愈希望。但其治疗仍存在大量问题，包括免疫抑制治疗带来的肿瘤及感染等风险、异体脸面移植后功能恢复、异体脸面移植后社会及伦理问题等。因此，异体脸面移植仍是一项研究性治疗，作为临床常用治疗手段仍有一段距离。

## （二）护理评估

1. 健康史：着重了解烧伤的原因和性质、受伤时间、现场情况、有无吸入性创伤；迅速评估有无危及生命的创伤；现场采取的急救措施及效果，途中运送情况。病人有无营养不良、呼吸系统疾患，是否合并高血压、糖尿病等慢性疾病，是否长期应用皮质激素类药物或接受化疗、放疗。

2. 身体状况：根据烧伤的面积、深度和部位及创面变化和全身情况做出评估。

（1）烧伤面积和深度估计：

①烧伤面积：以相对于体表面积的百分率表示。估计方法有多种，目前国内多采用中国新九分法和手掌法。a.中国新九分法：将全身体表面积划分为11个9%的等份，另加1%，其中头颈部为9%（1个9%）、双上肢为18%（2个9%）、躯干（包括会阴）为27%（3个9%）、双下肢（包括臀部）为46%（5个9%+1%）。儿童头较大，下肢相对短小，可按下法计算：头颈部面积=[9+（12－年龄）]%，双下肢面积=[46－（12－年龄）]%（表5-1）。b.手掌法：用病人自己的手掌测算其烧伤面积。不论年龄或性别，若将五指并拢、单掌的掌面面积占体表面积的1%。此法适用于小面积烧伤的估计，也可辅助九分法评估烧伤面积。

表5-1　中国新九分法

| 部位 | | 占成人体表面积（%） | | 占儿童体表面积（%） |
|---|---|---|---|---|
| 头颈 | 头部 | 3 | 9×1 | 9+（12－年龄） |
| | 面部 | 3 | | |
| | 颈部 | 3 | | |
| 双上肢 | 双手 | 5 | 9×2 | 9×2 |
| | 双前臂 | 6 | | |
| | 双上臂 | 7 | | |
| 躯干 | 躯干前 | 13 | 9×3 | 9×3 |
| | 躯干后 | 13 | | |
| | 会阴 | 1 | | |
| 双下肢 | 双臂 | 5 | 9×5+1 | 46－（12－年龄） |
| | 双大腿 | 21 | | |
| | 双小腿 | 13 | | |
| | 双足 | 7 | | |

注：成年女性的双臂和双脚各占6%。

②烧伤深度：目前普遍采用三度四分法。即Ⅰ度、浅Ⅱ度、深Ⅱ度、Ⅲ度。其中，Ⅰ度及浅Ⅱ度烧伤属浅度烧伤；深Ⅱ度和Ⅲ度烧伤属深度烧伤。烧伤深度的判断见表5-2。

表5-2　烧伤三度四分法

| 烧伤深度 | 组织损伤 | 局部表现 | 预后 |
|---|---|---|---|
| Ⅰ度（红斑性烧伤） | 表皮层 | 皮肤红斑，干燥、灼痛、无水疱 | 3~7天脱屑痊愈 |
| 浅Ⅱ度（水疱性烧伤） | 表皮生发层、真皮浅层 | 红肿明显，疼痛剧烈；有大小不一的水疱，疱壁薄，创面基底潮红 | 1~2周内愈合，多有色素沉着，无瘢痕 |
| 深Ⅱ度 | 真皮深层 | 水疱明显，痛觉迟钝，拔毛痛；水疱较小，疱窄较厚，创面基底发白或红白相间 | 3~4周愈合，常有瘢痕形成和色素沉着 |
| Ⅲ度（焦痂性烧伤） | 皮肤全层，皮下、肌肉或骨骼 | 痛觉消失，创面无水疱，干燥如皮革样坚硬，呈蜡白或焦黄色甚至炭化，形成焦痂，痂下可见树枝状栓塞的血管 | 3~4周后焦痂自然脱落，愈合后留大瘢痕或畸形 |

（2）烧伤严重程度评估：按烧伤的总面积和烧伤的深度将烧伤程度分为 4 类（烧伤总面积的计算不包括 Ⅰ 度烧伤）。

①轻度烧伤：Ⅱ 度烧伤总面积在 9%（小儿 5%）以下。

②中度烧伤：Ⅱ 度烧伤面积在 10%~29%（小儿 6%~15%），或 Ⅲ 度烧伤面积在 10%（小儿 5%）以下。

③重度烧伤：烧伤总面积 30%~49%，或 Ⅲ 度烧伤面积 10%~19%（小儿总面积在 16%~25% 或 Ⅲ 度烧伤在 6%~10%）；Ⅱ 度、Ⅲ 度烧伤面积虽达不到上述范围，但若合并有休克、吸入性创伤或有较重复合伤者。

④特重烧伤：烧伤总面积在 50% 以上，或 Ⅲ 度烧伤面积在 20% 以上（小儿总面积 25% 以上或 Ⅲ 度烧伤面积在 10% 以上），或存在较重的吸入性创伤、复合伤者。

（3）全身情况：小面积、浅度烧伤无全身症状，大面积、重度烧伤病人伤后 48 h 内易发生低血容量性休克，主要表现为口渴、脉搏细速、血压下降、皮肤湿冷、尿量减少、烦躁不安等。感染发生后可出现体温骤升或骤降，呼吸急促、心率加快、创面骤变，白细胞计数骤升或骤降；其他如尿素氮、肌酐清除率、血糖、血气分析都可能发生变化。

3. 实验室检查：血常规和血细胞比容可判断失液或感染情况；每小时尿量检测有助于判断补液情况。血电解质和血气分析有助于了解有无水、电解质、酸碱平衡紊乱。肾功能检查，有助于判断是否并发肾衰竭。

### （三）主要护理诊断

1. 有窒息的危险：与头面部、呼吸道或胸部等部位烧伤有关。

2. 体液不足：与烧伤创面渗出液过多、血容量减少有关。

3. 皮肤完整性受损：与烧伤导致组织破坏有关。

4. 有感染的危险：与皮肤完整性受损有关。

5. 悲观：与烧伤后毁容、肢残及躯体活动障碍有关。

### （四）护理措施

1. 维持有效呼吸

（1）保持呼吸道通畅：及时清除呼吸道分泌物，鼓励病人深呼吸，用力咳嗽、咳痰；对呼吸道分泌物多者，定时帮助其翻身、叩背、改变体位，以利于分泌物排出，必要时吸痰。密切观察呼吸情况，若病人出现刺激性咳嗽、咳黑痰、呼吸困难、呼吸频率增快，血氧饱和度下降、血氧分压下降等表现时，应积极做好气管插管或气管切开术的准备，并加强术后护理。

（2）给氧：吸入性创伤病人多数不同程度缺氧，一般用鼻导管或面罩给氧，氧浓度 40% 左右，氧流量 4~5 L/min。

2.维持有效循环血量

（1）烧伤较轻者：可给予口服淡盐水或烧伤饮料（100 mL 液体中含食盐 0.3 g、碳酸氢钠 0.15 g、糖适量）。

（2）重度烧伤者：迅速建立 2~3 条能快速输液的静脉通道，以保证各种液体及时输入；遵循"先晶后胶，先盐后糖，先快后慢"的输液原则合理安排输液种类和速度，以尽早恢复有效循环血量。根据动脉血压、中心静脉压、心率、尿量、末梢循环、精神状态等判断液体复苏的效果。液体复苏有效的指标：①成人每小时尿量为 30~50 mL，小儿每公斤体重每小时不少于 1 mL；②病人安静，无烦躁不安；③无明显口渴；④脉搏、心跳有力，脉率在 120 次 / 分以下，小儿脉率在 140 次 / 分以下；⑤收缩压维持在 90 mmHg、脉压在 20 mmHg 以上，中心静脉压为 5~12 $cmH_2O_2$；⑥呼吸平稳。

3.加强创面护理，促进愈合

（1）包扎疗法护理：①提高肢体并保持各关节功能位，保持敷料清洁和干燥，敷料潮湿时，及时更换，每次换药前，先给予镇痛剂，减少换药所引起的疼痛；②密切观察创面，及时发现感染征象，如发热、伤口异味、疼痛加剧、渗出液颜色改变等，需加强换药及抗感染治疗，必要时可改用暴露疗法。注意观察肢体末梢血液循环情况，如肢端动脉搏动、颜色及温度。

（2）暴露疗法护理：

①隔离：安排隔离病室，保持病室清洁，室内温度维持在 30℃ ~32℃，相对湿度 40% 左右，使创面暴露在温暖、干燥、清洁的空气中。

②防止交叉感染：接触病人前要洗手、戴手套，接触病人的所有用物，如床单、治疗巾、便盆等均需消毒，注意保持床单位的干燥和清洁。

③保持创面干燥：渗出期用消毒敷料定时吸去创面过多的分泌物，表面涂以抗菌药物，以减少细菌繁殖，避免形成厚痂。若发现痂下有感染，立即去痂引流，清除坏死组织。

④定时翻身：使用翻身床，交替暴露受压创面，避免创面长时间受压而影响愈合。创面已结痂时注意避免痂皮裂开引起出血或感染。极度烦躁或意识障碍者，适当约束肢体，防止抓伤。

（3）特殊烧伤部位的护理：

①眼部烧伤：及时用无菌棉签清除眼部分泌物，局部涂烧伤膏或用烧伤膏纱布覆盖加以保护，以保持眼部湿润。

②耳部烧伤：及时清理流出的分泌物，外耳道入口处放置无菌干棉球并经常更换；耳周部烧伤应用无菌纱布铺垫，尽量避免侧卧，以免耳郭受压，防止发生中耳炎或软骨炎。

③鼻烧伤：及时清理鼻腔内分泌物及痂皮，鼻黏膜表面涂烧伤膏以保持局部湿润、预防出血；合并感染者用抗菌药液滴鼻。

④会阴部烧伤：多采用暴露疗法。及时清理创面分泌物，保持创面干燥、清洁；在严格无菌操作下留置导尿管，并每日行膀胱冲洗及会阴冲洗，预防尿路及会阴部感染。

4. 防治感染

（1）及早应用抗菌药物：观察全身情况及创面变化，及早应用抗菌药物防治全身性感染及防止感染性休克的发生。做细菌培养了解创面的菌群动态和药物敏感情况。

（2）保护创面：正确处理创面，采取必要的消毒隔离措施，防止交叉感染。

（3）营养支持：烧伤病人呈高代谢状态，极易造成负氮平衡，给予高蛋白、高能量、高维生素、清淡易消化饮食，少食多餐。经口摄入不足者，经肠内或肠外补充营养，以保证摄入足够的营养素以增强抗感染能力。

5. 心理辅导

应耐心倾听病人的诉说，给予真诚的安慰和劝导，取得病人的信任；应耐心解释病情，说明各项治疗及护理的必要性和安全性，让病人了解病情、创面愈合和治疗的过程，消除顾虑；应利用社会支持系统，鼓励病人面对现实，树立战胜疾病的信心，减轻心理压力，促进康复。

**（五）健康教育**

1. 安全知识：教育宣传防、灭火和自救知识。

2. 创面保护知识：愈合过程中，可出现皮肤干燥、痒痛等，告知病人避免使用刺激性肥皂清洗，水温不宜过高，勿搔抓。烧伤部位在 1 年内避免太阳暴晒。

3. 康复训练知识：指导康复训练，恢复机体的生理功能。

4. 适应能力知识：指导生活自理能力训练，鼓励参与家庭和社会活动，重新适应生活和环境。

# 第三节　冻伤

冻伤（freezing injury）是由于寒冷潮湿作用引起的人体局部或全身创伤。

## 一、冻伤的病因及临床表现

### （一）病因

身体较长时间处于低温和潮湿刺激时，会使体表的血管发生痉挛，血液流量因此减少，造成组织缺血缺氧，细胞受到创伤，尤其是肢体远端血液循环较差的部位。

1. 气候因素：寒冷的气候包括空气的湿度、流速及天气骤变等。潮湿和风速都可加速身体的散热。

2. 局部因素：如鞋袜过紧、长时间站立不动及长时间浸在水中均可使局部血液循环发生障碍，热量减少，导致冻伤。

3. 全身因素：如疲劳、虚弱、紧张、饥饿、失血及创伤等均可减弱人体对外界温度变化调节和适应能力，使局部热量减少导致冻伤。

### （二）临床表现

1. 冻结性冻伤

（1）局部冻伤：先有局部皮肤苍白发凉、针刺样痛，继而出现麻木、知觉丧失，肿胀一般不明显。复温解冻后，局部变化开始明显，按其损伤的程度不同分为4度：

Ⅰ度冻伤：受损在表皮层，又称红斑性冻伤。受冻部位局部红肿充血，感觉热、痒、灼痛，症状在数日后消失，愈合后除有表皮脱落外，不留瘢痕。

Ⅱ度冻伤：伤及真皮层，又称水疱性冻伤。局部明显充血、水肿，伴有水疱形成，疱内可为血性液。若无继发感染，2~3周后痂皮脱落，可有轻度瘢痕形成。

Ⅲ度冻伤：伤及皮肤全层或皮下组织，又称坏死性冻伤。创面出现黑色或紫褐色，感觉消失，创面周围红、肿、痛并有水疱形成。若无感染，坏死组织于4~6周后脱落，形成肉芽创面愈合较慢，留有瘢痕。

Ⅳ度冻伤：伤及皮肤、皮下组织、肌肉甚至骨骼，可出现肢体坏死。表面呈暗黑色、无水疱；坏死组织与健康组织的分界较明显，常呈干性坏死，若并发感染则为湿性坏疽。治愈后多留有功能障碍或伤残。

（2）全身性冻伤：首先变现为冷应激反应，如心跳、呼吸加快、血压升高、外周血管收缩、寒颤等。随着核心温度下降，逐渐出现寒颤停止、意识模糊或丧失、脉搏及呼吸减缓、心律失常，最终因多器官功能衰竭死亡。

2. 非冻结性冻伤

最常见的是冻疮。冻疮初起时，主要表现为紫红色斑、变凉、肿胀，可出现结节。局部有灼热、胀痛或痒感，在暖环境中更明显。随着病情进展，可出现水疱、溃疡或糜烂，如无继发感染可自愈，但易复发。

## 二、冻伤的处理原则与相关护理

### （一）处理原则

1. 迅速脱离寒冷环境，防止继续受冻。

2. 抓紧时间尽早快速复温。

3. 局部涂敷冻伤膏。

4. 改善局部微循环。

5. 抗休克、抗感染和保暖。

6. 应用内服活血化瘀等类药物。

7. Ⅱ度、Ⅲ度冻伤未能分清者按Ⅲ度冻伤治疗。

8. 冻伤的手术处理，应尽量减少伤残，最大限度地保留尚有存活能力的肢体功能。

### （二）主要护理诊断

1. 皮肤完整性受损：与冻伤导致组织破坏有关。

2. 有感染的危险：与冻伤皮肤完整性受损有关。

3. 悲观：与冻伤后毁容、肢残及躯体活动障碍有关。

### （三）护理措施

1. Ⅱ度、Ⅲ度冻伤病人要及时到医院就诊，严重冻伤者应尽早住院治疗。

2. 受冻后，不宜用热水温暖，或用火烘烤，否则冻处会溃烂。因为被冻伤的地方，先是血管收缩，而后发生血管痉挛，阻碍血液流通。如果再用火去烤冻伤处，或者用热水去烫，表面的血管会扩张，而深部的血管仍处于痉挛状态。由于血液回流不畅，皮下组织缺氧，代谢产物不能排出，会使冻疮加重，甚至发生溃烂。

3. 局部冻伤之后，可局部用手揉搓或慢慢加温。禁用冷水浴，用雪搓、捶打等方法。

4. 在冻伤的急性期，必须避免伤肢运动。急性炎症一旦消散，应尽早活动指（趾）关节，防止关节僵直，有助于肌张力恢复，保护肌腱和韧带的灵活性。

5. 冻伤处皮肤瘙痒，但不能用手抓搔，否则易使表皮溃烂、感染。

6. 重伤员应注射破伤风类毒素，预防破伤风发生。

7. 寒冷季节注意防寒保暖，避免冻伤处再次冻伤。

### （四）健康教育

1. 加强对寒冷气候条件下工作者的防冻教育，使其尽量减少体温散失，着装应宽松、保暖，尤其是肢端和耳鼻颊处，应注意保暖。

2. 鞋袜应保持干燥，手脚应保持干燥，在无法避免潮湿时，可外涂凡士林，以便预防。

3. 皮靴应较大而不紧，不透水，在潮湿地区，可于鞋外涂油或凡士林。

4. 应保证充足睡眠，避免过度疲劳，进食高脂、高蛋白、高维生素食物，一旦发生冻伤，应尽早进行治疗。

# 第四节　咬伤

自然界中的动物，如蛇、狗、毒蜘蛛、蝎、蜂、蜈蚣、蚂蟥等，常利用其牙、爪、刺、角等对人类进行袭击，造成咬伤（biteinjury）、蜇（刺）伤，严重者可致残或致死。常见的是犬咬伤和蛇咬伤。

## 一、犬咬伤

狂犬病是狂犬病毒所致的急性传染病，人兽共患，多见于犬、狼、猫等肉食性动物，人多因被病兽咬伤而感染，临床表现为特有的恐水、怕风、咽肌痉挛、进行性瘫痪等。因恐水症状比较突出，故本病又名恐水症（hydrophobia）。

### （一）病因与病理

狂犬病病毒主要存在于病畜的脑组织及脊髓中，其涎腺和涎液中也含有大量病毒，并随涎液向体外排出。故被病犬咬、抓后，病毒可经唾液经伤口途径进入人体导致感染。狂犬病病毒对神经组织具有强大的亲和力，在伤口入侵处及其周围的组织细胞内时停留1~2周，并生长繁殖，若未被迅速灭活，病毒会沿周围传入神经上行到达中枢神经系统，引发狂犬病。

### （二）临床表现

潜伏期长短不一，短者10日，多数在1~2个月，潜伏期的长短与年龄（儿童较短）、伤口部位（头面部咬伤的发病较早）、伤口深浅、入侵病毒的数量及毒力等因素有关。其他如扩创不彻底、外伤、受寒、过度劳累等，均可能使疾病提前发生。典型临床表现过程可分为以下3期：

1. 前驱期或侵袭期

在兴奋状态出现之前，大多数病人有低热、食欲不振、恶心、头痛、倦怠、周身不适等，酷似"感冒"；继而出现恐惧不安，对声、光、风、痛等较敏感，并有喉咙紧缩感。较有诊断意义的早期症状是伤口及其附近感觉异常，有麻、痒、痛及蚁走感等，此乃病毒繁殖时刺激神经元所致，持续2~4日。

2. 兴奋期

病人逐渐进入高度兴奋状态，突出表现为极度恐怖、恐水、怕风、发作性咽肌痉挛、呼吸困难、排尿排便困难及多汗流涎等。

3. 麻痹期

痉挛停止，病人逐渐安静，但出现迟缓性瘫痪，尤以肢体软瘫为多见。眼肌、颜面肌肉及咀嚼肌也可受累，表现为斜视、眼球运动失调、下颌下坠、口不能闭、面部缺少表情等。狂犬病的整个病程一般不超过 6 日，偶见超过 10 日者。此外，尚有以瘫痪为主要表现的"麻痹型"或"静型"，也称哑狂犬病。该型病人无兴奋期及恐水现象，而以高热、头痛、呕吐、咬伤处疼痛开始，继而出现肢体软弱、腹胀、共济失调、肌肉瘫痪、大小便失禁等。病程长达 10 日，最终因呼吸肌麻痹与延髓性麻痹而死亡。

### （三）处理原则

1. 单室严格隔离，专人护理安静卧床休息，防止一切音、光、风等刺激，大静脉插管行高营养疗法，医护人员须戴口罩及手套、穿隔离衣。病人的分泌物、排泄物及其污染物，均须严格消毒。

2. 积极做好对症处理，防治各种并发症

（1）神经系统：有恐水现象者应禁食禁饮，尽量减少各种刺激。痉挛发作时可给予苯妥英钠、地西泮等。脑水肿可给予甘露醇及速尿等脱水剂，无效时可给予侧脑室引流。

（2）垂体功能障碍：抗利尿激素过多者应限制水分摄入，尿崩症者给予静脉补液，用垂体后叶升压素。

（3）呼吸系统：吸气困难者给予气管切开，发绀、缺氧、肺萎陷不张者给氧、人工呼吸，并发肺炎者给予物理疗法及抗菌药物。气胸者，施行肺复张术。注意防止误吸性肺炎。

（4）心血管系统：心律失常多数为室上性，与低氧血症有关者应给氧，与病毒性心肌炎有关者按心肌炎处理。低血压者给予血管收缩剂及扩容补液。心力衰竭者限制水分，应用狄高辛等强心剂。心搏骤停者施行复苏术。

（5）其他：贫血者输血，胃肠出血者输血、补液，高热者用冷褥，体温过低者给予热毯，血容量过低或过高者应及时予以调整。

3. 预防性处理

（1）局部处理：咬伤后迅速彻底清洗伤口极为重要。伤口较浅者，用2% 的碘酊和75% 的乙醇消毒后包扎即可；伤口较深时需立即彻底清洗，用大量生理盐水、0.1% 的苯扎溴铵（新洁尔灭）或3% 的过氧化氢溶液反复冲洗伤口，伤口不予缝合或包扎，以利引流。

（2）全身治疗：

①免疫治疗：于伤后当日、3、7、14、30 日各注射 1 次狂犬病疫苗。严重咬伤如头、面、颈、上肢等，经彻底清创后，在伤口底部及其四周注射狂犬病免疫球蛋白，同时按上述方法全程免疫接种狂犬病疫苗。可联合使用干扰素，以增强保护效果。

②防治感染：常规使用破伤风抗毒素，必要时使用抗菌药物以防止伤口感染。

### （四）主要护理诊断

1. 有窒息的危险：与咽喉肌痉挛发作有关。

2. 体液不足：与水分摄入不足及丢失有关。

3. 有感染的危险：与伤口污染严重有关。

### （五）护理措施

1. 预防和控制痉挛，保持呼吸道通畅。

（1）预防和控制痉挛：安静，避免风、光、声的刺激；避免水的刺激，适当遮蔽输液装置。专人护理，各种检查、治疗及护理尽量集中进行，或在应用镇静药后进行。一旦发生痉挛，立即遵医嘱使用镇静药物。

（2）确保呼吸道通畅：及时清除口腔及呼吸道分泌物，保持呼吸道通畅，做好气管插管或气管切开的准备。

2. 补液和营养支持

发作期病人因多汗、流涎和不能饮水，常呈缺水状态，需静脉输液，补充能量，维持水、电解质及酸碱平衡。可采用鼻饲饮食，在痉挛发作间歇或应用镇静剂后缓慢注入。

4. 预防感染

遵医嘱应用抗菌药物并观察用药效果。加强伤口护理，早期患肢下垂，保持伤口清洁和引流通畅。严格执行接触性隔离制度，接触病人时穿隔离衣、戴口罩和手套。

### （六）健康教育

1. 宣传狂犬病的预防措施，加强对犬的管理。

2. 教育儿童不要接近、抚摸或挑逗猫、犬等动物，以防发生意外。若儿童被犬抓伤但伤痕不明显，或被犬舔有破损的皮肤，或与病犬有密切接触者，应尽早注射狂犬病疫苗。

3. 宣传被犬或其他动物咬伤后，尽早彻底进行伤口处理及注射狂犬病疫苗的重要性和方法。

## 二、蛇咬伤

蛇咬伤（snakebite）以南方为多，多发生于夏、秋两季。蛇分为无毒蛇和毒蛇两类。无毒蛇咬伤只在局部皮肤留下两排对称的细小齿痕，轻度刺痛，无生命危险；毒蛇咬伤后，伤口局部会有一对较深的齿痕，蛇毒进入体内也会引起严重全身中毒症状，甚至危及生命。

### （一）病因与病理

蛇毒含有多种毒性蛋白质、多肽及酶类。按蛇毒的性质及其对机体的作用可分为3

类：①神经毒素：对中枢神经和神经肌肉节点有选择性毒性作用，引起肌肉麻痹和呼吸肌麻痹，常见于金环蛇、银环蛇咬伤；②血液毒素：对血细胞、血管内皮细胞及组织有破坏作用，可引起出血、溶血、休克或心力衰竭等，常见于竹叶青蛇、五步蛇咬伤；③混合毒素：兼有神经、血液毒素特点，如蝮蛇、眼镜蛇的毒素。

### （二）临床表现

1. 局部表现：咬伤后局部立即疼痛，肿胀蔓延迅速，局部淋巴结肿大，皮肤出现血疱、瘀斑，甚至局部组织坏死。

2. 全身表现：全身虚弱、口周感觉异常、肌肉震颤，或发热恶寒、烦躁不安、头晕目眩、言语不清、恶心呕吐、吞咽困难、肢体软瘫、腱反射消失、呼吸抑制，最后导致循环、呼吸衰竭。部分病人伤后可因广泛的毛细血管渗漏引起肺水肿、低血压、心律失常；皮肤黏膜及伤口出血，血尿、尿少，出现肾功能不全及多器官功能障碍或衰竭。

### （三）处理原则

1. 局部处理

伤口上方绑扎，阻断毒素吸收；伤口局部抽吸、冲洗、清创，促进毒素排出；伤口周围用胰蛋白酶局部封闭，破坏蛇毒。

2. 全身治疗

（1）解蛇毒中成药：常用的有南通蛇药、上海蛇药、广州蛇药等，可口服亦可局部敷贴。一些新鲜草药，如半边莲、七叶一枝花、白花蛇舌草等也有解蛇毒作用。

（2）抗蛇毒血清：抗蛇毒血清有单价和多价两种，应尽早使用。对已明确毒蛇种类的咬伤首选针对性强的单价血清，如不能确定毒蛇的种类，则可选用多价抗蛇毒血清。用前需做过敏试验，阳性者采用脱敏注射法。

（3）其他治疗：使用破伤风抗毒素和抗菌药物防治感染；静脉快速大量输液或用呋塞米、甘露醇等利尿剂，加快蛇毒排出，减轻中毒症状；积极抗休克、改善出血倾向，治疗心、肺、肾等功能障碍。

### （四）主要护理诊断

1. 恐惧：与毒蛇咬伤、生命受到威胁及担心预后有关。

2. 皮肤完整性受损：与毒蛇咬伤、组织结构破坏有关。

3. 潜在并发症：感染、多脏器功能障碍。

### （五）护理措施

1. 急救护理

（1）伤肢绑扎：蛇咬伤后忌奔跑，伤肢制动、放置低位，立即用布带等绑扎伤肢的近心端，松紧以能阻断淋巴，静脉回流为度。

（2）伤口排毒：现场用大量清水冲洗伤口及其周围皮肤，挤出毒液；入院后用0.05%的高锰酸钾或3%的过氧化氢反复冲洗伤口，清除残留的毒液及污物。伤口较深者，可切开或以三棱针扎刺伤口周围皮肤（若伤口流血不止，则不宜切开），再以拔火罐、吸乳器等抽吸促使毒液流出，并将肢体放在低位，以利于伤口渗液引流。

（3）局部冷敷：可减轻疼痛，减慢毒素吸收，降低毒素中酶的活性。将伤肢浸入4℃~7℃冷水中，3~4 h后改用冰袋冷敷，持续24~36 h。

（4）破坏毒素：根据伤口局部反应大小，用胰蛋白酶2000~5000 U加入0.05%的普鲁卡因或注射用水20 mL做局部环形封闭，能够降解蛇毒。

2. 伤口护理

保持创面清洁和伤口引流通畅。注意观察伤口渗血、渗液情况，有无继续坏死或脓性分泌物等。经彻底清创后，伤口可用1∶5000高锰酸钾或高渗盐水溶液湿敷，利于消肿。

3. 抗毒排毒

迅速建立静脉通道，遵医嘱尽早使用抗蛇毒血清、利尿剂，快速大量输液等以中和毒素，促进毒素排出。若病人出现血红蛋白尿，遵医嘱给予5%的碳酸氢钠溶液静脉输入，以碱化尿液。补液时注意观察心肺功能，以防快速、大量输液导致肺水肿。使用抗蛇毒血清时，密切观察病人有无畏寒、发热、胸闷、气促、腹痛不适、皮疹等过敏症状。

4. 营养支持

给予高能量、高蛋白、高维生素、易消化饮食，鼓励病人多饮水，忌饮酒、浓茶、咖啡等刺激性饮料，以免促进血液循环而加快毒素吸收。对于不能进食者可给予肠内外营养支持并做好相应的护理。

5. 观察病情密切监测病人生命体征、意识、面色、尿量及伤肢温度的变化等。

6. 心理辅导

告知毒蛇咬伤的治疗方法及治疗效果，帮助病人树立战胜疾病的信心，以减轻恐惧，保持情绪稳定，积极配合治疗和护理。

**（六）健康教育**

1. 宣传毒蛇咬伤的有关知识，强化自我防范意识。

2. 在野外作业时，做好自我防护，如戴帽子、穿长衣长裤、穿雨靴、戴橡胶手套等。

3. 随身携带蛇药，以备急用。勿轻易尝试抓蛇或玩蛇。露营时选择空旷干燥的地方，晚上在营帐周围点燃火焰。

# 第六章 骨科患者护理

# 第一节　骨科患者一般护理

运动系统的常用检查：运动系统由骨、关节、肌、肌腱、筋膜、滑膜、神经、血管、淋巴等组织和器官组成，除了具有支持功能外，还有运动和保护功能。运动系统的疾病往往会影响病人的日常生活和劳动功能。因此，护理人员要有正确的护理诊断，必须对运动系统疾病病人进行全面、准确的评估；在此过程中最基本的是理学检查，其次要结合病史及其他辅助检查进行综合分析判断。

## 一、理学检查

理学检查又称体格检查，是临床上最基本、最主要的检查方法。

### （一）理学检查的原则

1. 检查用具：除一般体格检查及神经检查的用具外，还包括卷尺、各部位关节量角器、前臂旋转测量器、骨盆倾斜度测量器、足度量器、枕骨粗隆垂线等。

2. 检查体位：一般取平卧位，检查上肢及颈部时取坐位，检查下肢和腰背部可取下蹲位，特殊检查取特殊体位。

3. 暴露范围：根据检查需要充分暴露检查部位及可能有关的部位，同时要显露健侧以作对比。

4. 检查顺序：一般先行全身检查，再行局部检查。先查健侧，后查患侧；先查病变远处，后查病变近处；先主动检查，后被动检查；若遇危重病人应首先进行急救，避免因不必要的检查和处理而延误治疗。

5. 检查手法：检查时动作规范、轻巧。对创伤病人应注意保护，以免加重周围组织损伤；对急性感染和肿瘤病人检查时应动作轻柔，避免加重疼痛和病变扩散。

### （二）理学检查的内容与方法

1. 视诊（inspection）：观察姿势、步态与活动有无异常；脊柱有无侧弯、前后凸；肢体有无畸形；局部皮肤有无发红、创面、窦道、瘢痕、色素沉着和静脉曲张；有无软组织肿胀或肌萎缩，与健侧相应部位对比是否对称。

2. 触诊（palpation）：检查病变局部有无压痛，压痛的范围、程度及性质；骨性标志有无异常，有无异常活动及骨擦感；局部有无肿块，肿块的大小、硬度、活动度、有无波动感；皮肤感觉及温度有无异常等。

3. 叩诊（percussion）：检查有无叩击痛，包括轴向叩击痛、棘突叩击痛、脊柱间接叩击痛等。

4. 听诊（auscultation）：检查有无骨擦音、弹响，是否有相应临床症状；借助听诊器可检查骨传导音和肢体有无血流杂音。

5. 动诊（assessment of mobility）：检查关节的活动及肌的收缩力，包括观察病人的主动活动、被动活动和异常活动情况，对比两侧关节的活动和肌的收缩力。注意有无活动范围减小、超常及假关节活动。诱发疼痛时检查病人的体位和姿势，如腰椎间盘突出症病人可出现直腿抬高试验阳性。

6. 量诊（measurement）：包括测量肢体的总长度和节段长度、水平周径、轴线、关节活动幅度、肌力和深浅感觉障碍的程度等。

（1）肢体长度的测量：测量时将患肢和健肢放在对称位置，以骨性标志为基点，双侧对比测。测量前，必须明确采取的骨标记。上肢测量峰至桡骨茎突（或中指尖)，下肢测量髂前上棘至内踝下缘或大转子至外踝下缘的距离。

（2）肢体周径：两侧肢体取相对应的同一水平测量比较，同时注意皮尺的拉力应适中，若有肌萎缩或肿胀，选取表现最明显的平面测量。

（3）轴线测量：测量躯干、肢体的轴线是否正常。正常人站立时背面相，枕骨粗隆垂线通过颈、胸、腰、骶椎棘突及两下肢间；前臂旋前伸肘时上肢呈一直线；下肢伸直时髂前上棘与第1、第2趾间连线经过髌骨中心前方。

（4）关节活动范围：可用量角器测量，以中心位为0°，测量关节各方向的角度。人体主要关节正常活动的范围。①肩关节：前屈70°~90°，后伸40°，外展80°~90°，内收20°~40°；②肘关节：屈曲135°~150°，后伸10°；③髋关节：屈曲130°~140°，后伸10°，外展30°~45°，内收20°~30°；④膝关节：屈曲130°~140°，伸展5°~10°；⑤脊柱颈椎：前屈、后伸35°~45°，左、右侧屈45°，旋转60°~80°；⑥腰椎：前屈75°~90°，后伸30°，左右侧屈20°~35°，旋转30°。

7. 神经系统检查

（1）肌力：肌或肌组织主动收缩的力量。临床上一般分为6级：

0级：无肌收缩，无关节活动。

1级：有轻度肌收缩，无关节活动。

2级：有肌收缩，关节有活动，但不能对抗引力。

3级：可对抗引力，但不能对抗阻力。

4级：对抗中度阻力时有完全关节运动幅度，但肌力较弱。

5级：肌力正常。

（2）感觉异常区的测定：仔细检查触觉和痛觉，必要时检查温觉、位置觉及两点辨别觉等，并用不同的标记描绘出人体感觉异常区域。

（3）反射检查：应在病人肌肉和关节放松的情况下进行。检查内容包括生理反射及病理反射两类。生理反射包括浅反射和深反射：浅反射包括腹壁反射、提睾反射、肛门反射及跖反射等；深反射主要有膝腱反射、跟腱反射、肱二头肌反射、肱三头肌反射及桡骨竹膜反射等。常用的病理性反射检查有霍夫曼征（Hoffmann sign）、巴宾斯基征（Babinski sign）、髌阵挛和踝阵挛。

## 二、其他特殊检查

1. 压头试验：病人端坐，头后仰并偏向患侧，检查者手掌在其头顶加压，出现颈痛并向患侧手臂放射可判定为阳性，常见于神经根型颈椎病。

2. 上肢牵拉试验：检查者一手扶病人患侧头部，一手握患侧腕部，外展上肢，双手反向牵引，病人出现放射痛与麻木感为阳性，常见于颈椎病。

3. 杜加征：肩关节脱位时，肘部内收受限，若病人手搭在对侧肩上，则肘关节不能与胸壁贴紧，若肘部贴紧胸壁，则手不能搭到对侧肩，称为杜加征阳性，又称搭肩试验阳性。

4. 直腿抬高试验及加强试验：病人取仰卧位，检查者一手保持病人膝关节伸直，一手托其足跟，缓慢抬高患肢，60°以内即出现放射痛则为直腿抬高试验阳性，系神经根受压或粘连使移动范围减小或消失，牵拉坐骨神经所致；缓慢放低患肢高度，至放射痛消失，再被动背屈踝关节以牵拉坐骨神经，如又出现放射痛，则为加强试验阳性。

5. 骨盆挤压分离试验：病人仰卧，检查者双手从双侧髂前上棘向中心相对挤压或向外后方分离骨盆，诱发疼痛者为阳性，常提示骨盆环骨折。

6. 浮髌试验：病人仰卧、伸膝、放松股四头肌，检查者一手置于髌骨近侧，将膝内液体挤入髌骨下关节腔，另一手急速下压髌骨后快速松开，若觉察到髌骨浮起时，为浮髌试验阳性，常提示膝关节积液。一般积液达到50 mL时，浮髌试验呈阳性。

## 三、影像学检查

1. X线平片：对骨科疾病的诊断有十分重要的作用。部分病人的X线征象的出现迟于临床症状，因而不能过度依赖该检查。摄片时应注意以下情况：①X线投照位置：常规位置包括正位和侧位；特殊位置包括轴位（如髌骨、跟骨及尺骨鹰嘴等）、斜位（如腕舟状骨、腕大多角骨及脊柱等）、开口位（如寰枢关节）。②四肢疾病摄片时需要两侧对比。③应包括相邻的关节。④标出拍摄投照方向。

2. X线造影：将造影剂注入腔隙或组织间隙内，用以显示间隙的各种改变。骨科常用造影包括关节造影、椎管造影、动静脉造影及窦道造影等。

3. CT：可显示人体横断面图像，对运动系统疾病的定位、诊断及鉴别诊断有辅助诊断价值。适用于脊柱及四肢肿瘤、结核、炎症，脊柱骨折、脱位，椎间盘突出及普通 X 线定位不明者的运动系统疾病的诊断。

4. MRI：提供横切面、矢状面、额状面等不同断面的图像，是目前检查软组织的最佳手段。在骨质疏松、肿瘤、感染、创伤等，尤其是脊柱、脊髓的检查方面有诊断价值。对关节病变，如股骨头缺血坏死及膝关节韧带损伤等也有较好的诊断价值。

5. 核素骨扫描：将亲骨性核素引入体内，利用其积聚于骨骼和关节部位的特点，使骨骼和关节显现。核素骨扫描既能显示骨关节形态，又可反映局部代谢和血供状况，明确病变部位，早期发现骨关节疾病。对骨转移瘤、急性血源性骨髓等有早期诊断价值。

## 二、骨折的常用治疗方法——牵引术

牵引术（traction）是骨折常用的治疗方法，是利用适当的牵引力和反牵引力作用于骨折部，达到复位或维持从位固定的治疗方法。牵引方法包括皮牵引、骨牵引和兜带牵引。皮牵引是借助贴敷于患肢皮肤上的胶布或包捆于患肢皮肤上的牵引带，利用其皮肤的摩擦力，通过滑轮装置及肌肉在骨骼上的附着点，将牵引力传递到骨骼，又称间接牵引。骨牵引是将不锈钢针穿入骨骼的坚硬部位，通过牵引钢针直接牵引骨骼，又称直接牵引。兜带牵引是利用布带或海绵兜带兜住身体突出部位施加牵引力。

### （一）适应证

牵引术的适应证包括：①骨折、关节脱位的复位及维持复位后的稳定；②挛缩畸形的矫正治疗和预防；③炎症肢体的制动和抬高；④骨和关节疾病治疗前准备：解除肌痉挛、改善静脉回流、消除肢体肿胀；⑤防止因骨骼病变引起的病理性骨折。

### （二）禁忌证

局部皮肤受损和对胶布或泡沫塑料过敏者禁用皮牵引。

### （三）常见护理诊断

1. 如厕自理缺陷：与骨牵引后肢体活动受限有关。

2. 有外周神经血管功能障碍的危险：与骨牵引时损伤神经、血管及皮牵引时包扎过紧等有关。

3. 潜在并发症：牵引针、弓的脱落及牵引针眼感染、关节僵硬等。

### （四）护理措施

1. 操作前准备和护理

（1）做好解释：向病人及家人解释牵引的意义、目的、步骤及注意事项，以便配合。

（2）了解药物过敏史：骨牵引术前应询问病人药物过敏史，尤其是普鲁卡因过敏史，如过敏可改用 1% 的利多卡因。

（3）局部准备：牵引肢体局部皮肤必须用肥皂和清水擦洗干净，去除油污；必要时剃毛；行颅骨牵引时，剃除全部头发。

（4）用物准备：皮牵引应备胶布、纱布绷带、扩张板、安息香酸酊或海绵牵引带；骨牵引应备骨牵引器械包（内备骨圆针和克氏针、手摇钻、骨锤）、切开包、牵引弓等手术器械。另外还需准备牵引床、牵引架、牵引绳、重锤及包扎平整的布朗 – 毕洛架及托马斯架等。皮牵引的胶布两头分叉劈开，以扩展其宽度。在胶布长度中点黏着面上放置比肢端稍宽的中央有孔的扩张板。

（5）体位准备：牵引前摆好病人体位，协助医生进行牵引。

2. 操作中配合

（1）皮牵引：多用于四肢牵引。无创，简单易行，但牵引重量小，一般不超过 5 kg。行下肢皮牵引时，牵引不能压迫腓骨头部，以免压迫腓总神经，导致肢体麻痹。

①胶布牵引：多用于四肢。局部皮肤涂以笨甲酸酊（婴幼儿除外），以增加黏合力及减少对胶布的过敏。在骨隆突处加衬垫，防止局部压迫。根据肢体的粗细及粘贴部位选择适当宽度的胶布，沿肢体纵轴粘贴于肢体两侧并使之与皮肤紧贴，平整无皱褶。胶布外用绷带缠绕，防止松脱。借牵引绳通过滑轮进行皮牵引。

②海绵带牵引：将海绵带平铺床上，需牵引的肢体用大毛巾包裹，骨突处垫以棉花垫或纱布，包好肢体，扣上尼龙搭扣，拴好牵引绳，使重锤悬离地面进行牵引。

（2）骨牵引：牵引力量大、持续时间长；因系有创牵引方式，所以可能发生感染。常应用于颈椎骨折、脱位，肢体开放性骨折及肌肉丰富处的骨折。

①进针。a. 四肢牵引：局部皮肤消毒、铺巾、局麻，做皮肤小切口协助医师用手摇钻将牵引针钻入骨质，并穿过骨质从对侧皮肤突出。针孔处皮肤用乙醇纱布覆盖，牵引针的两端套上软木塞或有胶皮盖的小瓶，以免刺伤皮肤或划破被褥。b. 颅骨牵引：用安全钻头钻穿颅骨外板，将牵引弓两侧的钉尖插入孔，旋紧固定螺母，紧固以防滑脱。

②牵引：系上牵引绳，通过滑车，加上所需重量进行牵引。牵引重量根据病情、部位和病人体重确定，下肢牵引重量一般是体重的 1/10~1/7。颅骨牵引重量一般为 6~8 kg，不超过 15 kg。

（3）兜带牵引

①枕颌带牵引：常用于颈椎骨折、脱位、结核、颈椎间盘突出症及颈椎病等。病人取坐位或卧位，坐位牵引时，牵引重量自 6 kg 开始，可逐渐增加至 15 kg；卧床持续牵引时，牵引质量一般为 2.5~3 kg；每日 1~2 次，每次 30 min。牵引时，避免枕颌带压迫两耳及头面两侧。

②骨盆水平牵引：将骨盆兜带包托于骨盆，在骨盆兜带上加适当重量，可定时间歇牵

引。也可将特制胸部兜带拴在床架上或将床尾抬高 20~25 cm 行反牵引。常用于腰椎间盘突出症的治疗。

③骨盆悬吊牵引：将兜带从后方包托于骨盆，前方两侧各系牵引绳，交叉至对侧上方通过滑轮及牵引支架进行牵引。常用于骨盆骨折的复位与固定。牵引重量以将臀部提高床面 2~3 cm 为准。

3. 操作后护理

（1）生活护理：持续牵引的病人活动不便，生活不能完全自理。应协助病人满足正常生活需要，如协助洗头、擦浴，教会病人使用床上拉手、床上便盆等。

（2）保持牵引的有效性注意：①皮牵引时胶布绷带、海绵有无松脱，扩张板位置是否正确，若出现移位，应及时调整。②颅骨牵引时，每日检查牵引弓，并拧紧螺母，防止牵引弓脱落。③牵引重锤保持悬空，不可随意增减或移去牵引重量，不可随意放松牵引绳，以免影响骨折的愈合。④保持对抗牵引力：颅骨牵引时，应抬高床头；下肢牵引时，抬高床尾 15~30 cm。若身体移位，抵住了床头或床尾及时调整，以免失去反牵引作用。⑤告知病人和家属牵引期间牵引方向与肢体长轴应呈直线，以达到有效牵引。

（3）维持有效血液循环：皮牵引时密切观察病人患肢末梢血液循环情况。检查局部包扎有无过紧、牵引重量是否过大。若局部出现青紫、肿胀、发冷、麻木、疼痛、运动障碍及脉搏细弱时，应详细检查、分析原因并及时报告医师。

（4）皮肤护理：胶布牵引部位及长期卧床病人骨突部皮肤可出现水疱、溃疡，注意观察胶布牵引病人胶布边缘皮肤有无水疱或皮炎。若有水疱，用注射器抽吸并予以换药；若水疱面积较大，立即去除胶布，暂停牵引或换用其他牵引方法。在可能发生压疮的部位放置棉圈、水垫、减压贴或应用气垫床，保持床单位清洁、干燥和平整，定时翻身，并观察受压皮肤的情况。

（5）并发症的观察与护理

①血管和神经损伤：多由于骨牵引穿针时判断不准确导致。骨牵引后应密切观察创口敷料的渗血情况、肢体末梢的血运、病人生命体征及肢体运动情况。颅骨牵引时还可能因为牵引针钻太深引起颅内出血，因此术后应关注病人的意识、神经系统检查情况等；当颅骨牵引病人牵引过度时还可能损伤舌下神经、臂丛神经等，表现出吞咽困难、伸舌时舌尖偏向患侧，一侧上肢麻木等。

②牵引针、弓的脱落：多因牵引针打入太浅，螺母未拧紧或术后未定期拧紧引起。

③牵引针眼感染：操作时未严格执行无菌操作技术、反复穿刺、未及时清除针眼处积血及分泌物或牵引针滑动导致。处理：骨牵引针两端套上软木塞或胶皮盖小瓶；针眼处每日滴 75% 的乙醇两次；及时擦去针眼处分泌物或痂皮；牵引针若向一侧偏移，消毒后调整；发生感染者应充分引流，严重时须拔去钢针，改变牵引位置。

④关节僵硬：最常见的是足下垂畸形，主要与腓总神经受压及患肢缺乏功能锻炼有关。下肢水平牵引时，距小腿关节呈自然足下垂位，加之关节不活动，会发生跟腱挛缩和足下垂。因此，下肢水平牵引时，在膝外侧垫棉垫，防止压迫腓总神经；可用垂足板将距小腿关节置于功能位。若病情许可，定时做距小腿关节活动，预防足下垂。部分病人还可能出现膝关节屈曲畸形、髋关节屈曲畸形、肩内收畸形等，均与长期固定体位，缺乏功能锻炼有关。

⑤其他：由于长期卧床，病人还可能出现坠积性肺炎、便秘、下肢深静脉血栓形成等并发症，应注意预防，加强病情观察并及时处理；枕领带牵引时注意避免牵引带压迫气管导致呼吸困难、窒息。

### 三、骨损伤的常用固定术——石膏绷带固定术

石膏绷带（plaster bandage）是常用的外固定材料之一，适用于骨关节损伤及术后的固定。石膏绷带是将熟石膏粉撒在特制的稀孔纱布绷带上用木板刮匀，卷制而成。熟石膏是天然生石膏经加热脱水而成，当熟石膏遇到水分时，可重新结晶硬化。因此，石膏绷带经温水浸泡后，包在需要固定的肢体上5~10 min可硬结成型，并逐渐干燥坚固，对患肢起有效的固定作用。黏胶石膏绷带的使用较为广泛，是将胶质黏合剂与石膏粉完全混合后牢固地黏附在支撑纱布上制成，使石膏绷带的处理更为清洁、舒适。

常用的石膏类型可分为石膏托、石膏夹板、石膏管型、躯干石膏及特殊类型石膏等。

#### （一）适应证

石膏绷带固定术的适应证包括：①骨折复位后的固定；②关节损伤或脱位后的固定；③周围神经、血管、肌腱断裂或损伤，皮肤缺损，手术修复后的制动；④急慢性骨、关节炎症的局部制动；⑤畸形矫正术后矫形位置的维持和固定。

#### （二）禁忌证

石膏绷带固定术的禁忌证包括：①全身情况差，如心、肺、肾功能不全，进行性腹水等；②伤口发生或疑有厌氧菌感染；③孕妇禁忌做躯干部大型石膏固定；④年龄过大、新生儿、婴幼儿及身体衰弱者不宜行大型石膏固定。

#### （三）主要护理诊断

1. 躯体活动障碍：与石膏固定后肢体活动受限有关。

2. 有失用综合征的危险：与固定肢体长期缺乏功能锻炼有关。

3. 潜在并发症：骨筋膜室综合征、石膏综合征、压疮、出血等。

（四）护理措施

1. 操作前准备和护理

（1）做好解释：向病人及其家属说明石膏固定的必要性。解释操作过程中石膏散热属正常现象，告知病人肢体关节必须固定在功能位或所需的特殊体位，不能随意变动，以取得病人配合。

（2）影像学检查：石膏固定前，患处拍 X 线片，以备术后对照。

（3）用物准备：备齐石膏固定所需用物，如石膏绷带、内盛 35℃ ~40℃ 温水的水桶或水盆、石膏刀、剪、衬垫、支撑木棍、卷尺和有色铅笔等。

（4）皮肤准备：用肥皂及清水清洁需石膏固定处的皮肤并擦干；有伤口者更换敷料；发现皮肤异常应记录并报告医师。

2. 操作中配合

（1）体位：摆好病人体位，一般取关节功能位，特殊情况根据需要摆放。由专人维持或置于石膏牵引架上，切不可中途变换体位。

（2）覆盖衬垫：在石膏固定处的皮肤表面覆盖一层衬垫，可用棉织筒套、棉垫或棉纸，以防局部受压形成压疮。

（3）制作石膏条：根据肢体长度选择石膏绷带的型号，将石膏绷带在平台上来回折叠，通常上肢 10~12 层、下肢 12~15 层，而后从两头向中间折叠用温水浸泡充分后，向中间轻挤，去除多余水分后，推摸压平，置于患肢背面。

（4）石膏包扎：①石膏托制作：直接用普通绷带缠绕即可。②石膏管型制作：将石膏卷平放入水桶并完全浸没，等石膏卷停止冒气泡时双手持石膏卷两头取出，向中间挤压挤去多余水分。石膏卷贴管躯体从肢体近侧向远侧推动，使绷带粘贴缠绕，每一圈绷带覆盖上一圈绷带的 1/3。缠绕过程中用手掌均匀抚摩绷带，以使各层贴合紧密、平整无褶，不可包得过紧或过松；层次均匀，一般包 5~7 层，绷带边缘、关节部及骨折部多包 2~3 层，石膏绷带的厚度上下一致，以不断裂为标准，不能任意加厚。

（5）捏塑：石膏未定型前，根据局部解剖特点适当捏塑及整理，使石膏在干固过程中牢固而不移动位置，重点注意几个关节部位。在石膏表面上涂上石膏糊，加以抚摩，使表面平滑。四肢石膏绷带应露出手指或足趾，以便观察肢体末端血液循环、感觉和运动，同时可做功能锻炼。

（6）包边：将衬垫从内面向外拉出一些，包往石膏边缘，若无衬垫，可用一宽胶布沿石膏边包起。在石膏表面涂上石膏糊，使表面平滑。

（7）标记：用记号笔在石膏外标记固定日期及预定拆石膏的日期。

（8）开窗：石膏未干前，为便于局部检查或伤口引流、更换敷料等，可在相应部位石膏上开窗。方法是用铅笔标记开窗范围，用石膏刀沿标记线向内侧斜切，边切边将切开的石膏向上拉直至完全切开。已开窗的石膏须用棉花填塞后包好，或将石膏盖复原后，用绷带加压包紧，以防软组织向外突出。

**知识链接**

**新型石膏绷带**

新型石膏绷带又称"高分子绷带"，由黏胶、树脂、SK聚氨酯等高分子纤维构成。优点是强度高、重量轻、厚度薄、透气性好、透光性强、不怕水、不引起皮肤过敏反应等。通常新型石膏3~5 min开始硬化，20 min后可承重，强度是石膏的20倍。通过调节浸泡石膏绷带的水温可调节石膏的硬化时间，水温高，则硬化时间短；反之，硬化时间延长。

3. 操作后护理

（1）石膏干固前

①加快干固：石膏从硬固到完全干固需24~72 h，可创造条件加快干固，天气冷时通过适当提高室温、用灯泡烤箱、红外线照射等烘干及热风机吹干等方法，但须注意石膏传热，温度不宜过高，避免灼伤。

②搬运：搬运及翻身时，用手掌平托石膏固定的肢体，维持肢体的位置，避免石膏折断。

③体位：潮湿的石膏容易折断、受压变形，故须维持石膏固定的位置直至石膏完全干固，病人需卧硬板床，用软枕妥善垫好石膏。术后8 h内病人勿翻身，8~10 h后协助翻身。翻身及改变体位时应注意保护石膏，避免折断。四肢包扎石膏时抬高患肢，适当支托，以防肢体肿胀及出血。石膏背心及人字型石膏病人勿在头及肩下垫枕，避免胸、腹部受压。下肢石膏应防足下垂及足外旋。

④保暖：寒冷季节注意保温。未干固的石膏需覆盖毛毯时应用支架托起。

（2）石膏干固后

①保持石膏的清洁、干燥：髋人字形石膏及石膏背心固定者，尤其是婴幼儿病人，大、小便后及时清洁臀部及会阴，并注意勿污染及弄湿石膏。石膏污染后用布蘸少量洗涤剂擦拭，清洁后立即擦干。发生断裂、变形和严重污染的石膏应及时更换。

②保持有效固定：行石膏管型固定者，因肢体肿胀消退或肌萎缩可致原石膏失去固定作用，必要时应重新更换。

③并发症的观察及护理：

a. 骨筋膜室综合征（osteofascial compartment syndrome）：骨筋膜室是由骨、骨间膜、肌间隔和深筋膜形成的密闭腔隙。四肢骨折时，骨折部位骨筋膜室内的压力增高，导致肌肉和神经因急性缺血而产生一系列早期综合征，即为骨筋膜室综合征。骨筋膜室综合征好发于前臂掌侧和小腿。应密切观察石膏固定肢体的末梢血液循环。注意评估"5P"症：疼痛

(pain)、苍白（pallor）、感觉异常（paresthesia）、麻痹（paralysis）及脉搏消失（pulseless）。若病人出现肢体血循环受阻或神经受压的征象，应立即放平肢体，并通知医师全层剪开固定的石膏，严重者须拆除，甚至行肢体切开减压术。

b. 压疮：因行石膏固定术病人多需长期卧床，容易发生骨突部位的压疮。应保持床单位的清洁、干燥，定时翻身，避免剪切力、摩擦力等损伤。

c. 化脓性皮炎：多因石膏塑形不好，石膏未干同时搬运或放置不当等致石膏凹凸不平；部分病人可能将异物伸入石膏内搔抓皮肤，导致肢体局部皮肤受损。主要表现为局部持续性疼痛、形成溃疡、有恶臭及脓性分泌物流出或渗出石膏，应及时开窗检查及处理。

d. 石膏综合征：躯干石膏固定的病人可能出现反复呕吐、腹痛甚至呼吸窘迫、面色苍白、发绀、血压下降等表现，称为石膏综合征。常见原因：①石膏包裹过紧，影响病人呼吸及进食后胃的扩张；②手术刺激神经及后腹膜致神经反射性急性胃扩张；③过度寒冷、潮湿等致胃肠功能紊乱。因此缠绕石膏绷带时不可过紧，且上腹部应充分开窗；调整室内温度在25℃左右、湿度为50%~60%的；嘱病人少量多餐，避免过快过饱及进食产气多的食物等。发生轻度石膏综合征时通过调整饮食、充分开窗等处理；严重者应立即拆除石膏，予禁食、胃肠减压、静脉补液等处理。

e. 失用性综合征：由于肢体长期固定、缺乏功能锻炼导致肌萎缩；长期卧床时大量钙盐流失可致骨质疏松；关节内纤维粘连致关节僵硬。因此石膏固定期间，应加强肢体的功能锻炼。

f. 出血：手术切口或创面出血时，血液或渗出液可能渗出石膏外，用记号笔标记出范围、日期，并详细记录。若血迹边界不断扩大须及时报告医师，必要时协助医师开窗以彻底检查。

g. 其他：石膏固定术后病人长期卧床，还可能出现坠积性肺炎、便秘、泌尿系统感染等并发症，应加强观察并及时处理。

（3）石膏拆除

拆石膏前向病人解释，使用石膏锯时可有振动、压迫及热感，但无痛感，不会切到皮肤。石膏拆除后，病人可能有肢体变轻的感觉。石膏下的皮肤一般有一层黄褐色的痂皮或死皮、油脂等；其下的新生皮肤较为敏感，避免搔抓，可用温水清洗后，涂一些润肤油保护皮肤，每日局部按摩。由于长时间固定不动，开始活动时肢体可能产生关节僵硬感或肢体肿胀等不适感，应指导病人加强患肢功能锻炼，必要时用弹性绷带包扎患肢，并逐步放松，以缓解不适症状。

### 四、骨损伤的辅助治疗——功能锻炼

功能锻炼是骨科治疗的重要组成部分，以促进肢体功能恢复、预防并发症的重要保

证。康复训练应遵循循序渐进、动静结合、主动与被动运动相结合的原则。常与病人共同讨论并制订个性化的功能锻炼方案，充分调动病人的主观能动性，争取早期、科学合理地进行康复训练。通常骨科病人的功能锻炼分 3 个阶段：

1. 初期：术后 1~2 周，此期功能锻炼的主要目的是促进肢体血液循环，消除肿胀，防止失用性综合征。此期病变部位可能由于疼痛、肿胀导致活动受限，因此功能锻炼应以肌肉等长舒缩运动为主；而身体其他部位应加强各关节的主动活动。

2. 中期：术后两周，即手术切口愈合、拆线到解除牵引或外固定支具，此时病变部位肿胀已消退，局部疼痛减轻，应根据病情需要，在医护人员指导和健肢的帮助下，配合简单的器械或支架辅助锻炼，逐渐增加病变肢体的运动范围和强度。

3. 后期：此时病变部位已基本愈合，外固定支具拆除，应加强关节活动范围和肌力的锻炼，并配合理疗、按摩针灸等物理治疗和外用药物熏洗，促进恢复。

此外，还应保持关节功能位置，但由于功能位是相对的，在临床实际应用中应视病人的年龄、性别、职业等综合因素确定。

# 第二节　骨折患者护理

案例：

病人：男性（32 岁），汽车撞伤致右大腿肿痛、流血、畸形 2 h，主诉右肢疼痛，以大腿处为主，流血，不能活动。查体：T36.7℃，P115 次 / 分，R21 次 / 分，BP110/25 mmHg，一般情况尚可，烦躁不安。见右大腿中段肿胀，呈屈曲外旋畸形，因剧痛拒绝查体，外侧可见 3 cm 长的裂口，有鲜血流出。可见骨折端，患肢活动受限，右足背动脉搏动存在，各趾运动灵活。其余未见异常。

（1）该病人初步诊断是什么？

（2）目前该病人主要护理诊断是什么？

（3）该病人潜在的并发症有哪些？

（4）目前该病人的主要护理措施包括哪些？

## 一、肱骨干骨折

肱骨干骨折（fracture of humeral shaft）是指发生在肱骨外科颈下 1~2 cm 至肱骨髁上 2 cm 段内骨折。在肱骨干中下 1/3 段后外侧有桡神经沟，此处骨折易发生桡神经损伤。

### （一）肱骨骨折的病因

肱骨干骨折由直接暴力或间接暴力所引起。直接暴力多由外侧打击肱骨，多形成横形或粉碎性骨折；间接暴力常因手部或肘部着地，外力向上传导与身体倾斜产生剪引力，易导致中下 1/3 骨折。也可因投掷运动或"掰手腕"所引发，多为斜形或螺旋形骨折。肱骨干骨折后骨折端移位取决于作用力大小、方向、部位及肌肉牵拉方向等。

## （二）临床表现

患侧上臂疼痛、肿胀、皮下瘀斑、上肢活动受限。开放性骨折可见伤口。完全不稳定骨折患肢可见畸形、反常活动，骨擦感或骨擦音。若合并桡神经损伤，可出现患侧垂腕畸形，手指掌指关节不能背伸，拇指不能伸直，前臂旋后障碍，手背桡侧皮肤感觉减退或消失。

## （三）辅助检查

常选 X 线片，可确定骨折类型、移位方向。

## （四）处理原则

### 1. 手法复位

外固定有效止痛、持续牵引并使肌肉在放松的情况下复位，术后选择石膏或小夹板固定。复位后较为稳定的骨折，采用 U 形石膏固定；中下段长斜形或长螺旋形骨折手法复位后不稳定，采用上肢悬垂石膏固定，但易选轻质石膏，以防石膏太重致骨折端分离；小夹板固定者屈肘 90° 三角巾悬吊，成人需悬吊 6~8 周，儿童需悬吊 4~6 周。

### 2. 切开复位

内固定即手术直视下复位，并行加压钢板螺钉固定或带锁髓内针固定。近年来采用有限接触钢板固定治疗肱骨干下 1/3 骨折，减少了对血供的影响，降低了骨折不愈合发生率。内固定物一般半年后可以取出，若无不适可不取。

### 3. 康复治疗

术后定期康复治疗，无论手法复位还是手术复位均很重要。坚持功能锻炼同时动态评估骨折对位及对线情况。康复治疗可配合理疗、中医中药等。

## （五）主要护理诊断

1. 疼痛：与损伤、骨折有关。

2. 潜在并发症：易发生肌肉萎缩、关节僵硬。

## （六）护理措施

### 1. 缓减疼痛

及时评估病人疼痛程度，合理固定上肢，用吊带或三角巾将患肢托起，促进静脉血回流，以消肿止痛，必要时遵医嘱应用止痛剂。

2. 预防并发症

复位固定后正确指导病人进行功能锻炼，有效预防并发症。要循序渐进，先手指屈伸活动，上臂肌肉主动舒缩运动，2~3周后腕、肘关节主动屈伸活动，肩关节的外展、内收运动，6~8周后可旋转或负重，以防肩关节僵硬或萎缩。

## 二、肱骨髁上骨折

肱骨髁上骨折（supracondylar fracture of humerus）是指肱骨干与肱骨髁交界处的骨折，多发生于10岁以下儿童，是小儿常见的骨折。

### （一）肱骨髁上骨折的病因与分类

多为间接暴力引起。根据暴力作用的机制和骨折线的形态分为伸直型肱骨髁上骨折和屈曲型肱骨髁上骨折两种。伸直型肱骨髁上骨折的损伤特点是跌倒时，手掌着地，肘关节呈屈曲或伸直状态，暴力经前臂向上传递，身体前倾，肱骨干与肱骨髁交界的骨质薄弱处发生骨折，骨折线由前下斜向后上，近折段向前下移位，远折段向后上移位，肘关节呈伸直状，容易伤及肱动脉。屈曲型肱骨髁上骨折少见，跌倒时，肘关节屈曲，肘后方着地，暴力传导至肱骨下端导致。骨折线由前上斜向后下，近折段向后下移位，远折段向前上移位，肘关节呈屈曲状。

### （二）临床表现

肘部肿胀、疼痛、皮下瘀斑、肘关节屈伸障碍。伸直型肱骨髁上骨折肘关节呈半屈曲位，远折段向后突出，肘后三角解剖关系正常。屈曲型肱骨髁上骨折后方可触及骨折近端。

### （三）辅助检查

肘部正、侧位 X 线片可明确骨折及移位情况，还可为治疗方法的选择提供依据。

### （四）处理原则

1. 手法复位

外固定受伤时间较短，肿胀较轻，无血管损伤者，可行手法复位外固定。复位后用后侧石膏托在屈肘位固定4~5周，屈肘角度以能清晰叩到桡动脉搏动为宜。固定期间，密切观察患肢血液循环，有无疼痛及麻木感，皮肤颜色及温度改变情况，随时调整屈肘角度。同时，注意有无肘内翻、外翻畸形等。

2. 尺骨鹰嘴悬吊牵引

伤后时间较长，局部肿胀较重者，卧床休息，尺骨鹰嘴悬吊牵引，加强手指活动，肿胀消退后手法复位。

**3. 切开复位内固定**

手法复位失败、开放性骨折、合并神经血管损伤者宜选择切开复位内固定。

### （五）主要护理诊断

1. 有外周神经血管功能障碍的危险：与损伤、治疗不当有关。

2. 不依从行为：与患儿年龄小、认知有限，配合障碍有关。

### （六）护理措施

**1. 护理观察**

治疗后及时观察外固定的松紧度，观察受伤肢体末端感觉运动功能，如果病人出现肢体肿胀、末梢手指发凉，手指感觉运动障碍，动脉搏动减弱或消失，应考虑骨筋膜室高压的存在，一旦具有典型"5P"症，就已经失去手术的最佳机会，发生缺血性肌挛在所难免，从而遗留爪形手畸形。

**2. 预防并发症**

术后用吊带或三角巾将患肢托起，减轻肢体肿胀疼痛；指导肢体功能锻炼，早期行手指及腕关节屈伸活动，上臂肌肉的主动舒缩运动，有利于减轻水肿，4~6周后，解除外固定，开始肘关节活动。行切开复位内固定的病人，术后两周即开始肘关节活动，若病人为儿童，要教会家属如何协助患儿进行功能锻炼。

## 三、前臂双骨折

前臂双骨折（fracture of ulna and radius）是指尺桡骨干双骨折，较多见，占各类骨折的6%的左右，以青少年多见，易导致复杂的移位，反位困难，易发生骨筋膜室综合征。

### （一）前臂双骨折的病因与分类

**1. 直接暴力**

暴力直接作用于尺桡骨引起。如重物打击、机器或车轮碾轧、刀砍等。骨折线常在同一水平，多呈横形、粉碎性骨折。

**2. 间接暴力**

跌倒时手掌着地，暴力向上传导，首先使桡骨发生横形或锯齿状骨折，然后通过骨间膜转移到尺骨，造成尺骨低位短斜形骨折。此类骨折软组织损伤一般不重。

**3. 扭转暴力**

手掌极度旋前着地，尺桡骨扭转产生不同平面的螺旋形或斜形骨折，骨折线方向不一致，尺桡骨反向成角，手法整复困难。

### （二）临床表现

受伤后，前臂疼痛、肿胀、畸形、功能障碍，特别是前臂旋转活动受限。检查发现骨折部位扭痛、骨擦音、骨擦感、假关节活动等。X 线片时明确骨折部位、骨折类型及移位方向。摄片时应包括上下的尺桡关节，以免漏诊关节脱位。尺骨上 1/3 骨干骨折可合并桡骨小头脱位，称为孟氏（Monteggia）骨折。桡骨干下 1/3 骨折合并尺骨小头脱位，称为盖氏（Galeazzi）骨折。

### （三）辅助检查

X 线检查应包括肘关节或腕关节，可发现骨折部位、类型、移位方向及是否并有桡骨小头脱位或尺骨小头脱位。

### （四）处理原则

1. 手法复位外固定

尺桡骨骨折一般行手法复位后用小夹板或石膏夹板固定，肿胀消退后，也可采用上肢管型石膏固定，8~12 周可达到骨性愈合。外固定过程中，严密观察手部血液循环情况，注意手部皮肤颜色、温度、感觉及手指活动等。若肿胀严重，疼痛剧烈，皮肤青紫或苍白，手指麻木、不能活动，无脉搏等，是骨筋膜室综合征发生的先兆，须立即松开外固定，必要时手术治疗。

2. 手术治疗

手法复位失败，开放性骨折，合并神经、血管、肌腱损伤，多发性骨折，骨折复位和固定不良，陈旧性骨折畸形愈合等可选择手术复位内固定。

### （五）主要护理诊断

1. 有外周神经血管功能障碍的危险：与损伤、治疗不当有关。

2. 潜在并发症：肌肉萎缩、关节僵硬。

### （六）护理措施

1. 护理观察

同肱骨髁上骨折的护理。

2. 术后康复训练

保持患肢复位后的合适体位，防止腕关节旋前或旋后。尽早功能锻炼，手指屈伸和握拳活动，上臂和前臂肌肉主动舒缩运动，两周后开始腕关节活动，4 周后开始肘关节和肩关节活动，8~10 周后拍片复查，骨折愈合可以开始前臂旋转活动。

## 四、桡骨远端骨折

桡骨远端骨折（fracture of distal radius）是指距桡骨远端关节面 3 cm 以内的骨折，多见于骨质疏松的中老年女性。

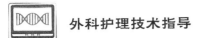 

### （一）桡骨远端骨折的病因与病理

桡骨远端骨折是指距桡骨远端关节面3 cm以内的骨折。这个部位是松质骨和密质骨交界处，骨质薄弱，容易发生骨折，尤其多见于有骨质疏松的中老年人。暴力作用的性质不同常引起两种类型的骨折。

伸直型桡骨远端骨折（Colles 骨折）：多见，腕背伸位，前臂旋前，手掌着地受伤。暴力使骨折远端向背侧、桡侧移位。

屈曲型桡骨远端骨折（Smith 骨折）：较少见，腕关节屈曲，跌倒后手背着地，骨折远端向掌侧、桡侧移位。

### （一）临床表现

伤后局部疼痛、肿胀、畸形、腕部活动受限等。伸直型桡骨远端骨折典型的畸形是侧面观呈"银叉"畸形，正面观呈"枪刺刀"畸形。

### （二）辅助检查

X线腕部正、侧位片检查可了解骨折的详细情况。骨折还可合并下尺桡关节损伤、尺骨茎突骨折和三角纤维软骨损伤。

### （三）处理原则

**1. 手法复位**

外固定桡骨远端骨折一般都采用手法复位后用石膏托或超腕关节夹板固定两周。伸直型桡骨远端骨折应固定于屈腕、尺偏及前臂旋前位，屈曲型桡骨远端骨折应固定于腕背屈及前臂旋后位。固定期间要密切注意患肢手指的血运、感觉、运动有无异常。同时必须加强功能锻炼，早期进行手指的屈伸活动，外固定解除后开始活动腕关节。

**2. 手术切开**

复位内固定严重的粉碎性骨折移位明显，腕关节面破坏；手法复位失败或虽然复位成功，外固定难以维持复位后的位置，应手术切开复位内固定。

### （四）主要护理诊断

有外周神经血管功能障碍的危险：与损伤、治疗不当有关。

### （五）护理措施

**1. 护理观察**

同肱骨髁上骨折的护理。

**2. 术后康复训练**

尽早功能锻炼，进行手指屈伸和握拳活动，上臂和前臂肌肉主动舒缩运动。4~6周去除外固定后，开始腕关节活动。

### 五、股骨颈骨折

股骨颈骨折（fracture of the femoral neck）多发生于中老年人，女性多见，常出现骨折不愈合（约占 15% 的）和股骨头坏死（占 20%~30%）。

#### （一）股骨颈骨折的病因与分类

多发生于中老年人。主要原因是骨质疏松造成骨质量下降，强度降低；还有就是老年人髋周肌群退变，反应迟钝，不能有效抵消有害的应力，加上外力作用就很容易引起骨折。常见的外伤特点是跌倒，下肢外旋而扭转股骨颈形成骨折。青少年股骨颈骨折较少见，往往是由较大的暴力，如车祸、高处跌落等造成，偶有因过度、过久负重劳动或行走引起疲劳骨折。

股骨颈骨折常根据骨折部位分为头下型、经颈型、基底型三种。头下型骨折股骨头易发生缺血性坏死；经颈型骨折股骨头也常有供血不足，较易发生股骨头缺血性坏死或骨折不愈合；基底型骨折对骨折部血液循环影响较小，骨折容易愈合。

#### （二）临床表现

髋部外伤后感疼痛，下肢活动受限，不能行走和站立。稳定性骨折伤后活动障碍不明显，仍能行走，随后出现髋部疼痛加剧，活动后加重，甚至完全不能行走。检查可见患侧下肢缩短外旋畸形，大转子上移，局部压痛和患肢纵向叩击痛。患髋 X 线正、侧位片检查可以明确骨折部位、类型、移位情况，为治疗方法的选择提供重要参考。

#### （三）治疗原则

股骨颈骨折应力争早期治疗，解除骨折所致的局部血管扭曲、受压或痉挛，改善血液供应，减少股骨头缺血坏死的发生。

1. 骨折复位

股骨颈骨折时，复位的好坏与预后密切相关。患肢中立位皮肤牵引常可达到满意的复位。

2. 非手术治疗

稳定性骨折、移位不明显的骨折、年龄过大、全身情况差或有严重的脏器功能障碍不能耐受手术者选择非手术治疗。

（1）卧床休息：持续患肢皮肤牵引固定 6~8 周。另外，儿童无移位者可用髋人字石膏固定。

（2）功能锻炼：卧床期间应进行股四头肌等长运动及踝、足趾的屈伸活动，以防止静脉血栓的形成。避免侧卧及患肢内收，以防止发生骨折移位。8 周后可床上起坐锻炼；3 个月后可逐渐下床扶拐行走，不负重；6 个月后可去拐行走。全身情况差的高龄病人，骨折可不治疗，重点是防治并发症。

3. 手术治疗

股骨颈骨折手术治疗主要包括三个机制：非手术复位不良者手术复位；外固定困难者手术固定骨折；股骨头坏死者手术置换髋关节。

（1）手术复位内固定：青少年股骨颈骨折要求解剖复位，应采用手术切开复位；内收型或有移位的股骨颈骨折非手术难以复位及稳定固定，采用手术复位内固定。

（2）闭合穿钉固定：骨折大多数股骨颈骨折闭合复位良好后，在 X 线导引下闭合穿钉固定骨折。固定器材主要有三刃钉、斯氏针、钩钉、螺纹钉等。

（3）人工髋关节置换：65 岁以上的老年人头下型股骨颈骨折，股骨头缺血性坏死发生率高且不允许长期卧床；陈旧件股骨颈骨折不愈合、畸形愈合或合并髋关节炎，年龄超过60 岁；股骨头发生缺血性坏死者。考虑行单髋或全髋关节置换。

此外，治疗股骨颈骨折还有截骨术、髋关节成形术等手术方式。

（四）主要护理诊断

1. 躯体活动障碍：与损伤、牵引或石膏固定有关。

2. 有失用综合征的危险：与骨折损伤或长期卧床有关。

3. 潜在并发症：肺部感染、压疮、骨折不愈合、股骨头坏死、关节脱位或感染等。

（五）护理措施

1. 避免搬运或移动病人

伤后尽量避免搬运或移动病人。确实需要搬运时，保持病人髋关节与患肢整个托起，防止骨折断端移位或关节脱位加重损伤。病情恢复较好，指导病人更换体位或起床站立，指导病人会应用各种助行器。

2. 健康教育

（1）非手术治疗病人宜长期卧床，保持患肢外展中立体位，即平卧两腿分开30° 中间放置一枕头，脚尖向上或穿丁字裤。禁止患肢内收或外旋，坐立不可盘腿交叉，以防骨折发生移位。指导病人家属正确翻身，两腿之间放置一个枕头，保持患肢在上的外展中立位。及早患肢功能锻炼，先行股四头肌等长收缩，以及踝关节、足趾屈伸旋转运动。清醒时每小时 1 次，每次 5~20 min，预防下肢深静脉血栓形成、肌肉萎缩和关节僵硬。同时进行上肢及健侧下肢的功能训练，以利于术后生活自理与康复。

牵引治疗者一般 8 周复查 X 线，愈合良好，可去除牵引床上坐立；3 个月后可扶拐杖行走但不负重，逐渐单拐扶持及部分负重；6 个月后愈合牢固，即可完全负重行走。

（2）手术治疗

①内固定治疗：实施内固定病人，卧床期间患肢禁止内收、坐立盘腿交叉。复位良好

者，可依据拐杖下床活动，但应注意安全保护，并逐渐负重活动。已经 X 线证实骨折愈合者可以负重行走。

②人工关节置换术：术后早期体位及康复训练同非手术治疗的护理，骨水泥型假体置换手术病人，术后 1 日可行床旁坐立、站立或扶拐行走；生物型假体置换病人，术后 1 周逐步行走训练。严格根据病人具体病情、手术方式制订相关康复计划，并正确、科学地实施。

置换术后 3 个月，关节周围软组织未完全愈合，为防止关节脱位应注意以下要求：a. 屈髋不可大于 90°，下肢内收不超身体中线。b. 避免如下动作：下蹲、坐沙发或矮凳、盘腿、下肢过度内收或外旋、交叉腿站立、弯腰拾物及跷二郎腿等。c. 病人排便使用坐便器，可以散步、坐高椅、骑车、跳舞、游泳等，上楼先健肢后患肢，下楼先患肢后健肢。d. 减少或限制如下活动：爬山、跑步等，防止对人工关节损伤。避免负重下反复髋关节伸屈运动或剧烈跳动、旋转等。

置换术后关节感染虽少见，但最严重。如发生关节持续肿胀疼痛，局部皮肤发红，伤口有异常渗液流出，应疑为关节感染，及时报告医生进行处置，人工关节置换术后多年关节松动或磨损，如出现关节疼痛、跛行、髋关节功能减退等症状，告知病人应及时就诊。

**知识链接**

| 股骨颈骨折术后体位 |
| --- |
| 　　术后患肢仍保持外展中立位，不盘腿、不侧卧，仰卧时两大腿之间放一软枕。并根据手术类型采取不同体位。帮助病人提高认识并详细指导，以避免置换的关节外旋和内收而致脱位。侧卧时患侧在上，两腿之间放一厚垫或大枕头，避免发生脱臼，因患肢髋关节内收、内旋、屈曲 > 90° 就有发生脱臼的危险。不屈身向前及向前拾物件。一旦发生脱位，立即制动，以减轻疼痛，防止血管神经损伤，然后进行牵引或手法复位，甚至二次手术。 |

## 六、股骨干骨折

股骨是人体内最长、最粗、承受应力最强的管状骨。股骨干骨折（fracture of the shaft of femur）是指股骨粗隆下 2~5 cm 至股骨髁上 2~5 cm 的股骨干的骨折，约占全身骨折 6% 的，多见于青壮年，骨折后失血量较大。

### （一）股骨干骨折的病因与分类

**1. 直接暴力**

重物撞击、车轮碾轧、火器伤等直接作用于股骨引起，骨折常为横形或粉碎性，软组织损伤较重。

**2. 间接暴力**

高处坠落、机器的扭转暴力作用于股骨引起骨折，骨折线呈斜形或螺旋形，周围软组织损害较轻。

股骨干骨折后各个部位因肌肉的附管而引起一定的典型的移位。股骨上 1/3 骨折后，近折段受到髂腰肌、臀中肌、臀小肌及外旋诸肌牵拉而向前、外及外旋方向移位，远折段因受到内收肌、股四头肌、阔筋膜张肌的作用而向内、后及近端移位。股骨中 1/3 骨折移位跟暴力方向密切相关，若骨折端接触无重叠，可因内收肌作用而向外成角。股骨下 1/3 骨折后，远折段因腓肠肌的牵拉时向后倾斜，可压迫或损伤腘动、静脉和胫腓神经；近折段向前上并内收、缩短。

### （二）临床表现

伤后患肢剧痛、肿胀、活动障碍、压痛、异常活动，患肢短缩、外旋畸形。股骨下 1/3 骨折可能损伤腘动、静脉，胫神经、腓总神经，故应注意患肢远端的血液循环、感觉、运动功能。成人单一的股骨干骨折内出血可达 500~1000 mL，若合多处骨折则发生休克的可能性大。

### （三）辅助检查

X 线正、侧位片可明确骨折部位、类型、移位方向等。

### （四）处理原则

1. 非手术治疗

股骨干骨折可采用手法复位、小夹板固定或牵引复位固定等非手术治疗。

（1）悬吊牵引：4 岁以内的患儿可将双下肢垂直向上悬吊皮肤牵引，重量以臀部稍离床为度，时间一般为 2~3 周。

（2）水平皮肤牵引：5~8 岁儿童适用，重量为 2~3 kg，6~8 周后复查 X 线片了解骨折愈合情况。

（3）骨牵引：8~12 岁儿童在胫骨结节下 2~3 cm 骨皮质上穿针牵引；成人酌情选用胫骨结节、股骨髁上牵引。

2. 手术治疗

非手术治疗失败；合并神经、血管损伤；不宜长时间卧床的老年病人；陈旧性骨折不愈合或畸形愈合；患肢多发性骨折；污染轻的开放性骨折等，可手术复位内固定。

### （五）主要护理诊断

1. 躯体活动障碍：与骨折及牵引治疗有关。

2. 潜在并发症：失血性休克。

### （六）护理措施

1. 护理观察

股骨干骨折后失血量较大，伤后及时观察是否有脉搏增快、血压下降、尿量减少等失血性休克征象。同时观察患肢末梢血液循坏情况，以及感觉、运动功能是否正常，一定要与健侧肢体对比观察，发现异常要及时报告医生并协助处理和护理。

2. 术后康复训练

行牵引位固定术后病人，维持有效牵引行股四头肌等长舒缩运动，足部、踝关节和小腿的活动。X线证实骨折愈合，才能去除牵引，进行较大范围的运动。也可选择牵引 8~10 周后改用外固定保护，早期不负重活动，后逐渐负重活动。

### 七、胫、腓骨干骨折

胫、腓骨干骨折（fracture of the tibia and fibula）指胫骨平台以下至踝以上部分发生的骨折，占全身各类骨折的 13%~17%，是长骨骨折中最常见的一种。青壮年和儿童多见。

#### （一）胫、腓骨干骨折的病因与病理

1. 直接暴力

踢伤、重物打击、车轮碾轧等引起。两骨的骨折线常在同一个平面，骨折线呈横形、短斜形或粉碎性，皮肤及肌肉等软组织损伤较重，易形成开放性骨折。胫骨中下 1/3 骨折因血供损伤，骨折延迟愈合或不愈合发生率较高。

2. 间接暴力

高处坠落、滑倒，身体剧烈扭转的情况下发生，骨折线呈螺旋形或斜形，腓骨骨折线较胫骨骨折线高，软组织损伤较轻，但骨折端刺破皮肤形成开放性骨折的机会较多。

#### （二）临床表现

伤后患肢剧痛、肿胀、活动障碍、压痛、异常活动、畸形、患肢成角缩短、骨擦音和骨擦感等。注意合并腓总神经，胫前、后动脉损伤的征象及发生骨筋膜室综合征的可能。小腿 X 线正、侧位片确诊骨折的部位、类型、移位情况等。

#### （三）处理原则

胫、腓骨骨折治疗的主要目的是恢复小腿的承重功能，完全矫正旋转、侧方成角畸形，保持胫骨上下关节面的平行，尽量恢复肢体长度。

1. 非手术治疗

（1）稳定性骨折：整复后用小夹板或长腿石膏固定，石膏固定过程中，要注意观察石膏的松紧度，过紧要及时剖开；石膏固定 3 周左右可更换，同时指导病人进行功能锻炼。

（2）不稳定性骨折：先行跟骨牵引 3 周左右，牵引重量 4~6 kg，待骨折端纤维连接固定后用小夹板或长腿石膏固定至骨折愈合。

2. 手术治疗

不稳定性骨折手法复位失败，污染轻的开放性骨折可手术复位，内固定或外固定。

**（四）主要护理诊断**

1. 有外周神经血管功能障碍的危险：与损伤、治疗不当有关。

2. 潜在并发症：肌肉萎缩、关节僵硬。

**（五）护理措施**

1. 护理观察：参见骨科病人的一般护理。

2. 术后康复训练：骨折经复位固定后，早期开始趾间和足部关节的屈伸活动，股四头肌等长舒缩及髌骨的运动。若外固定为夹板，可进行踝关节和膝关节活动，但不可在膝关节伸直下旋转大腿，防止骨不连发生。外固定去除后，逐步进行踝关节的屈伸活动和髋关节运动，并逐渐下地行走。

## 八、脊柱骨折

脊柱骨折（spinal fractures），占全身骨折的 5%~6%，骨折部位以胸、腰段为多见。脊柱骨折后常易合并脊髓、脊神经根、马尾神经损伤，使病人丧失或部分丧失运动、感觉、排便功能，尤其是颈椎骨折伴脱位致残更严重，甚至危及生命。

**（一）脊柱骨折的病因**

1. 间接暴力

常见的损伤方式是高处坠落时头、肩、臀、足部着地，或弯腰工作时重物落下打击头、肩、背部。暴力使脊柱猛烈屈曲，一方面垂直分力使脊柱压缩而骨折；另一方面剪切分力使脊柱骨折处移位。

2. 直接暴力

战伤、爆炸伤、车外伤等暴力直接作用于脊柱引起，较少见。

**（二）脊柱骨折的分类**

1. 按暴力的作用特点分类

（1）屈曲型损伤：常见，前方的椎体压缩，棘上韧带断裂，上一椎体前移，可并关节突脱位或骨折，多发生于胸、腰段脊柱骨折。

（2）伸直型损伤：极少见，高空仰面落下，背部中途受阻，椎体横裂伴棘突骨折（同Chance 骨折），上一椎体可向后移位。

（3）屈曲旋转型损伤：暴力使脊柱屈曲的同时并发生旋转，引起椎间关节脱位。

（4）垂直压缩型损伤：暴力与脊柱的纵轴方向完全一致，可致胸腰椎压缩粉碎性骨折或寰椎裂开骨折。

2. 按骨折程度和部位分类

（1）颈椎骨折与脱位：①颈椎半脱位；②椎体骨折；③颈椎脱位；④寰枢椎骨折与

脱位。

（2）胸腰椎骨折与脱位：①椎体单纯压缩性骨折；②椎体粉碎性压缩性骨折；③椎体骨折脱位。

（3）附件骨折与脱位：常与椎体骨折并发，如关节突骨折、椎间小关节脱位、椎弓根骨折、椎板骨折、横突和棘突骨折等。椎弓峡部骨折多见于下部腰椎，横突骨折以腰2、3、4多见。

3. 按骨折的稳定程度分类

（1）稳定性骨折：椎体单纯压缩性骨折，压缩不超过原椎体高度1/3；腰4~5以上的单纯附件骨折均不易移位。

（2）不稳定性骨折：椎体压缩幅度超过原椎体高度1/3的单纯压缩性骨折；椎体粉碎性骨折；椎体骨折并脱位；第一颈椎前脱位或半脱位；腰4~5椎板、关节突骨折等，复位后易发生再移位。

### （三）临床表现

外伤后，局部疼痛、肿胀、活动受限或不能活动，颈椎骨折出现头颈部不敢活动。检查损伤局部棘突有压痛、叩击痛，胸腰段骨折移位时见明显的后突畸形。骨折形成的腹膜后血肿压迫自主神经，可有腹胀、腹痛、肠蠕动减弱等肠麻痹征象。

### （四）辅助检查

1. X线：首选的检查方法，一般包括正、侧位片，可明确骨折的部位、类型和移位情况，斜位片可发现椎弓峡部骨折。

2. CT：明确椎体骨折的诊断，同时还可了解有无骨折片突入椎管内并可测定椎管的横径和前后径。但不能了解脊髓及脊神经根的受损情况。

3. MRI：除可了解骨折情况外，还可了解骨折出血积聚压迫及脊髓损伤情况。

### （五）处理原则

1. 现场急救

（1）抢救生命

首先抢救颅脑、胸腹腔内重要的损伤的脏器和其他严重的并发伤及休克，保持呼吸道通畅，以挽救生命。

（2）搬运

用滚动或平托的方法将病人搬运到门板或木板上再运送病人。颈椎骨折的病人要有专人托扶头部并略加牵引，使头、颈、躯干呈轴线搬运，搬运到木板上后颈部两侧用沙袋或衣物固定，防止颈部活动移位，严禁强行搬动头部。

常见的错误搬运方法有一人搂抱或一人抬脚、一人抬头的方法，这些方法会促进骨折移位，加重脊髓的损伤。

2. 治疗

（1）卧硬板床

椎体压缩未超过 1/5 的胸腰椎稳定性骨折或年老体弱不能耐受复位及固定者可仰卧于硬板床上，后背骨折部位垫厚枕垫，使脊柱过伸，3 日后进行腰背肌功能锻炼。开始臀部可左右活动，然后要求背伸运动，臀部离开床面，3~6 周达到功能锻炼的要求。随腰背肌力量的逐渐增强，一方面可促进骨折复位，同时又可使脊柱的稳定性得以加强，避免远期腰痛出现的后遗症。两个月后骨折基本愈合，3 个月后可考虑下床活动，但仍以卧床休息为主。

（2）复位固定

①石膏背心复位固定：椎体压缩超过 1/5 的身少年及中年胸腰椎骨折，可用两桌法过仰复位或双踝悬吊法复位后石膏背心固定 3 个月；无神经损伤的胸腰椎爆破型骨折用双踝悬吊法复位后石膏背心固定 3 个月。石膏干透后即起床活动，并每天按时进行腰背肌功能锻炼，锻炼量逐日增加。

②枕颌带牵引复位固定：颈椎单纯压缩性骨折或移位较轻者，卧位枕颌带牵引，牵引重量 3~5 kg，复位后头颈胸石膏固定 3 个月。骨折较重或移位明显者颅骨牵引，牵引重 3~5 kg，必要时可加至 6~10 kg，复查 X 线，复位好，于牵引 2~3 周后头颈胸石膏固定 3 个月。

（3）手术治疗

胸腰椎骨折脱位，Chance 骨折，胸腰椎骨折非手术治疗失败或合并脊髓损伤，颈椎骨折脱位并关节突交锁，颈椎骨折牵引治疗失败及并发四肢瘫痪等都需手术治疗。

## 九、脊髓损伤

脊髓损伤（spinal cord injury）常由脊柱骨折、脱位，或火器伤引起，多见于车祸，跌倒和坠下，运动创伤、挤压伤和枪伤。脊髓损伤是重要的致残因素，常遗留严重的残疾，包括运动功能丧失（瘫痪），感觉障碍、膀胱排尿功能紊乱，肌痉挛，关节挛缩、疼痛、褥疮、心理障碍、性功能不全，甚至呼吸障碍。在中医学属外伤瘀血所致"腰痛""痿证""癃闭"等病证范畴。

### （一）脊髓损伤的病因与病理

脊髓损伤按损伤程度可分为四种类型：

1. 脊髓震荡：又称脊髓休克，脊髓受到强烈的震荡暂时性传导障碍，出现弛缓性瘫痪，受损平面以下感觉、运动、反射和括约肌完全性或不完全性丧失，常于数小时或数日后大部分恢复，最后可完全恢复。

2. 脊髓损伤：(1) 脊髓受血肿、骨折片或碎裂的椎间盘碎片突入椎管、骨折移位等压迫脊髓，若压迫及时解除，脊髓功能可部分甚至全部恢复；压迫过久，脊髓会出现功能丧失；(2) 脊髓挫裂伤，脊髓实质破坏，脊神经细胞破坏，神经纤维撕裂、出血；(3) 骨髓断裂，脊髓的连续性完全或不完全断裂，完全性断裂预后极差。

3. 脊神经根损伤：T10-L1 节脱位，脊髓损伤可合并部分或全部神经根损伤，若神经根损伤不严重，通过神经的再生而得到修复。

4. 马尾神经损伤：腰椎以下骨折脱位可造成马尾神经损伤，多为部分断裂，完全断裂者少见，表现为损伤平面以下感觉、运动、反射消失。若马尾神经未完全断裂或断裂经手术缝合修复后可部分甚至完全恢复功能。

### （二）临床表现

脊髓损伤的临床表现因受伤部位、损失原因和程度的不同而出现不同的体征。

1. 脊髓损伤

脊髓休克期表现为受伤平面以下出现弛缓性瘫痪，感觉、运动、反射、括约肌功能丧失，大小便失禁；2~4 周后逐渐转变为痉挛性瘫痪，肌张力增高，腱反射亢进，并出现病理性锥体束征。胸段脊髓损伤表现为截瘫，颈段脊髓损伤表现为四肢瘫，上颈段脊髓损伤表现为四肢痉挛性瘫痪，下颈段脊髓损伤表现为上肢弛缓性瘫痪、下肢痉挛性瘫痪。

(1) 脊髓半切损害：损伤平面以下同侧运动和深感觉丧失，对侧痛、温觉消失。

(2) 脊髓前综合征：颈髓前方受损或前中央动脉闭塞引起，表现为四肢瘫，下肢瘫痪重于上肢瘫痪，但下肢和会阴部仍保持位置觉和深感觉，有时甚至还保留有浅感觉。

(3) 脊髓中央管综合征：颈部过伸性损伤后，颈髓中央管周的传导束受损，表现为四肢瘫痪，上肢瘫痪重于下肢瘫痪，无感觉分离，预后差。

2. 脊髓圆锥损伤

多为上骨折脱位损伤，表现为会阴部和鞍区感觉障碍，括约肌功能障碍，大小便失禁，性功能障碍。双下肢感觉、运动正常。

3. 马尾神经损伤

多为不完全性的损伤，表现为损伤平面以弛缓性瘫痪，感觉、运动、括约肌功能障碍，肌张力降低，腱反射消失，无锥体束征。

脊髓损伤后常用截瘫指数来判断损伤的程度、进展，以助了解治疗效果和判断预后。根据病人的运动、感觉、二便的功能障碍情况："0"表示功能正常或接近正常，"1"表示功能部分丧失，"2"表示功能完全或接近完全丧失。截瘫指数是将这些评估数字相加得出的结果，三种功能完全正常截瘫指数为"0"，若三种功能完全丧失截瘫指数则为"6"。

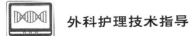

## （三）辅助检查

脊髓损伤后，脊髓损伤部位和程度的判断主要依赖神经检查和影像学检查。X线和CT可发现骨折部位、类型、移位等。MRI可较清楚地显示管髓受压、脊髓实质损伤清况。

## （四）治疗原则

### 1. 解除脊髓压迫

尽早解除压迫是避免脊髓损害加重，恢复脊髓功能的首要问题。具体方法有脊柱骨折脱位的复位；取出骨折片；清除血肿等。

### 2. 稳定脊柱

根据骨折的具体情况选择合适的固定方法，防止骨折的再移位损伤。

### 3. 减轻脊髓水肿和继发性损害

应用糖皮质激素、脱水剂、神经性营养药、高压氧等治疗方法，保护脊髓神经细胞，改善微循环，减少组织坏死，促进脊髓功能恢复。

## （五）护理评估

### 1. 健康史

（1）外伤史：外伤的性质、作用部位、作用方式、受伤的环境、体位；病人的反应、急救处理、搬运、运送方法等的评估。

（2）既往健康状况：年龄、性别、疾病情况；脊柱的疾病、手术、外伤史；有无药物过敏史等。

### 2. 身体状况

（1）局部：①局部疼痛、肿胀、活动受限或不能活动，局部畸形，棘突压痛、叩击痛；②痛觉、温觉、触觉、位置觉的消失平面及程度，进展演变情况；③躯体运动功能的丧失部位及范围、演变，腱反射的改变情况。

（2）全身：①意识和生命体征，重点注意呼吸的型态、通畅度，低血压和心律失常是否存在；②排尿和排便情，有无大小便失禁，尿潴留等；③腹痛、腹胀、肠鸣音减弱情况；④肺部感染、呼吸衰竭、泌尿系统感染和结石、压疮等并发症的发生情况。

（3）辅助检查:X线、CT、MRI的检查结果及动态监测，截瘫指数和神经功能的动态监测。

### 3. 心理及社会支持状态

病人及家属对骨折及脊髓损伤的诊治认识情况，对功能障碍的承受能力，对功能锻炼的知识掌握情况。

## （六）主要护理诊断

### 1. 低效性呼吸型态：与呼吸肌麻痹、疼痛、呼吸道感染有关。

2. 生活自理缺陷：与制动、固定、瘫痪有关。

3. 体温失调：与颈髓受损有关。

4. 有皮肤完整性受损的危险：与损伤、卧床、瘫痪有关。

5. 潜在并发症：窒息、呼吸道感染、泌尿系统感染和结石、压疮。

6. 知识缺乏：与诊治知识和康复锻炼知识缺乏，对功能障碍不认同有关。

### （七）护理措施

1. 现场急救

损伤现场首先要对生命影响较大的损伤及并发症进行急救。如保持呼吸道通畅、心肺复苏、休克的急救等，以挽救生命。其次是损伤现场的般一处理，包括伤口的包扎、搬运病人。脊柱骨折病人用滚动或平托的方法将病人搬运到门板或木板上再运送病人。颈椎骨折的病人要有专人托扶头部并略加牵引，使头、颈、躯干呈轴线搬运，搬运到木板上后颈部两侧用沙袋或衣物固定，防止颈部活动移位，严禁强行搬动头部。

2. 非手术治疗护理 / 术前护理

（1）心理辅导

向病人介绍相关损伤的诊治知识，改善病人的生活环境，分散病人的注意力，引导病人排解焦虑和恐惧心理，并注意观察病人的情绪变化，及时进行心理疏导，帮助病人树立战胜疾病的信心。

（2）加强生活护理

加强病人进食、饮水、洗浴、更衣、翻身、拍背、排大小便等日常生活的护理；保持皮肤、口腔、会阴部的清洁卫生；勤换床单，保持床单位的整洁；开窗通风，保持病房空气清新等，增进病人的舒适感。定期评估病人的皮肤感觉、运动、肌张力等的改变，保持瘫痪肢体的关节处于功能位，必要时予以固定（如踝关节的石膏托固定，预防垂足畸形）避免肢体的过伸、过屈、过展。指导鼓励病人进行功能锻炼，最大程度地恢复功能，改善生活的自理能力。

（3）并发症的预防及护理

脊柱骨折合并脊髓损伤一般不会危及生命，但并发症常是导致病人死亡的主要原因，因此要积极预防，妥善护理。

①呼吸衰竭与呼吸道感染：呼吸衰竭与呼吸道感染是颈脊髓损伤严重并发症。颈脊髓损伤后，肋间肌完全麻痹，胸式呼吸消失，腹式呼吸是否存在是病人生存的关键因素。如果骨折伤及颈椎的颈神经，膈神经麻痹，膈肌运动障碍，呼吸衰竭的风险性大；呼吸道感染是晚期死亡的主要原因。由于呼吸肌缺乏动力，呼吸道阻力增加，气管、支气管分泌物排出不畅，加之长期卧床，极易导致坠积性肺炎发生，感染发生后呼吸困难或者痰液堵塞

窒息而发生死亡。

预防及护理的重点是维持有效的呼吸，防止呼吸道感染。

病情观察：重点观察病人的呼吸功能，如呼吸频率、深浅、节律，有无呼吸困难、异常呼吸音等。若病人出现呼吸 > 22 次 / 分、嘴唇发绀等，应立即吸氧，必要时协助医生进行气管插入或气管切开，正确使用呼吸器辅助呼吸。

吸氧：合理吸氧，根据血气分析结果调整吸氧的浓度、流量和持续时间，改变机体缺氧状况。及时处理腹胀和便秘，减少胸腹部挤压，以免影响呼吸。

减轻脊髓水肿：遵医嘱给予地塞米松、甘露醇、甲泼尼龙等。a. 早期（不迟于 8 h）应用地塞米松 10~20 mg，静脉滴注，5~7 日后改为口服，每次 0.75 mg，每日 3 次，维持两周左右。b. 用 20% 的甘露醇脱水治疗 5~7 日。c. 尽早进行高压氧治疗，争取在脊髓损伤后 4~6 h 进行，用 2 个大气压，每次 2 h，每天 2~3 次，间隔 6 h，连用 1~3 日。d. 在行甲泼尼龙冲击治疗时，要严格按照医嘱输液，使用心电监护仪和输液泵，密切观察病人生命体征变化，同时观察有无消化道出血、心律失常等并发症发生。

保持呼吸道通畅：积极预防坠积性肺炎和肺不张，指导病人有效咳嗽、咳痰的训练，翻身拍背每 2 小时 / 次，雾化吸入稀释痰液，指导病人深呼吸和进行上肢外展运动，促进肺膨胀和有效排痰。实施气管插管或气管切开者做好相应护理。

控制感染：肺部已经感染者，合理选用抗生素，执行医嘱，控制体温。

②维持正常体温：颈髓损伤病人自主神经功能障碍，丧失体温调节和适应能力，体温可高达 40℃或低于 35℃，这均是病情危重的表现。体温过高要使用物理方法降温，如擦浴、冷敷、冰水灌肠、通风、降低室温等方法，药物降温常无效。体温过低时，注意保温，可使用热水袋、电热毯等，物理升温时，注意发生烫伤。

③泌尿系统感染和结石：位于脊髓圆锥支配膀胱排尿反射的中枢在 $S_7$~$S_8$，圆锥以上脊髓损伤致尿道外括约肌失去高级神经支配，易致尿潴留；圆锥损伤则尿道括约肌松弛，反而出现尿失禁。因病人需长期留置导尿管，易发生泌尿系统感染或结石，应加强相关护理。

a. 导尿护理：脊髓损伤休克期应留置导尿管，持续引流并记录 24 h 尿量，防止膀胱过度膨胀。2~3 周后改为 4~6 h 开放 1 次导尿管，也可白天每 4 h 开放 1 次，晚间每 6 h 开放 1 次，防止膀胱萎缩。

b. 排尿训练：根据脊髓损伤程度与部位不同，3 周后部分病人排尿功能逐渐恢复，脊髓完全损伤者应进行排尿功能训练。膀胱胀满时，鼓励病人增加腹压，右手按摩下腹部，方向由外向内，膀胱缩成球形状后，紧按膀胱底向前下方挤压，排尿后持续加压，无尿排出时，松手后再加压 1 次，排空膀胱，训练自主性膀胱排尿，争取早日拔除导尿管，此法对马尾神经损伤者特别有效。

c. 预防感染：每日清洁会阴部，鼓励病人多饮水，每日在 3000 mL 以上，以稀释尿液；每次尽量排空膀胱，减少残余尿液；及时更换尿袋和导尿管；必要时做膀胱冲洗，引流膀胱内尿液残渣；定期检查残余尿量、尿常规，及时发现泌尿系统感染征象。已发生感染者，遵医嘱应用抗生素，抬高床头，持续开放导尿管，指导病人严格无菌操作进行间歇导尿，必要时可考虑做永久性耻骨上膀胱造瘘术。

④便秘：脊髓损伤后肠道神经功能抑制，肠蠕动减弱，另外病人活动减少和饮水减少也是便秘的原因，因此伤后 72 h 极易发生麻痹性肠梗阻或腹胀。应指导病人多食纤维含量高的食物、新鲜水果及蔬菜，多饮水。学会腹部按摩，餐后 30 min，从右到左，沿结肠走行方向，刺激肠蠕动。必要时遵医嘱应用缓泻剂或者灌肠。训练病人反射性排便，用手按压肛门周围或者扩张肛门，以刺激括约肌，反射性地引起肠蠕动促排便，当反射建立后，病人每次按压肛门即可排便。

⑤压疮：脊髓损伤后发生截瘫，需长期卧床，皮肤感觉丧失，骨突部位易受压发生营养性改变，皮肤缺血坏死，发生压疮。易发部位为骶尾部、髂嵴、股骨大转子、足跟等。压疮发生后创面大量渗液，营养丢失，细菌入侵，感染发生加之消耗衰竭或脓毒症而致死。

3. 术后护理

（1）体位

截瘫病人保持关节于功能位，以防止关节屈曲、过伸或过展。选用矫正鞋或支足板固定足部，防止足下垂。

（2）术后病情观察

除生命体征、意识等的常规观察外，重点观察术后肢体感觉、运动情况，若出现瘫痪平面上升、肢体麻木、肌力减弱或不能活动时，及时通知医生并配合处理。

（3）引流管护理

观察各种引流管引流量、颜色及性状，保持引流通畅，防止术后切口内积血压迫脊髓。

（4）术后活动

为防止截瘫后肌萎缩和关节僵硬，病人瘫痪肢体每日进行全范围关节活动和肌肉按摩。未瘫痪肢体做正常功能训练，以保证后期的生活自理。心理辅导增强病人对生活、对康复的信心。

4. 健康教育

（1）指导病人出院后的康复训练，要持之以恒，预防并发症发生。

（2）指导病人训练基本生活自理能力，学会使用轮椅、拐杖等助行器，练习上、下床和行走方法。

（3）指导病人及家属应用清洁导尿术进行间歇导尿，预防长期留置导尿管引发泌尿系统感染。

（4）告知病人定期复查时间。

## 十、骨盆骨折

骨盆骨折（fracture of the Pelvis）的发生率仅次于脊柱损伤，常合并静脉丛和动脉出血，以及盆腔内脏器损伤。

案例：

病人：男，42岁，建筑工人，2014年6月9日，因从二楼脚手架上不慎跌下，臀部着地，伤后立即入院。感觉髋部疼痛，不能坐，X线片显示左坐骨、左耻骨上肢骨折、第1腰椎粉碎性骨折。

（1）该病人目前最应该预防的并发症是什么？

（2）该病人主要护理诊断有哪些？

（3）该病人目前最合适的治疗方法是什么？

（4）目前该病人的主要护理措施包括哪些？

### （一）骨盆骨折的病因

骨盆骨折常由强大的直接暴力挤压、撞击等引起，如交通事故、砸伤、高处跌落伤。另外，肌肉的猛烈收缩也时引起撕脱性骨折，火器伤引起开放性骨折。骨盆骨折后易伤及盆壁的血管、静脉丛、腹盆腔内脏器，导致大出血、休克。

### （二）骨盆骨折的分类

1. 按骨折位置与数量分类

（1）骨盆边缘撕脱骨折：肌肉强烈收缩造成骨盆边缘肌肉附着点发生撕脱骨折，骨盆环无影响。最常见有髂前上棘、髂前下棘、坐骨结节撕脱骨折。

（2）骶尾骨骨折：包括骶骨、尾骨骨折。常发生于滑倒坐地时，不易发生移位。

（3）骨盆环单处骨折：包括髂骨骨折、闭孔环处骨折、轻度耻骨联合分离和轻度骶髂关节分离。一般不易引起骨盆环变形。

（4）骨盆环双处骨折伴骨盆变形：包括双侧耻骨上、下支骨折；耻骨上、下支骨折合并耻骨联合分离、合并骶髂关节脱位或合并髂骨骨折；髂骨骨折合并骶髂关节脱位；耻骨联合分离合并骶髂关节脱位等。此类骨折暴力较大，并发症较多。

2. 按暴力的方向分类

（1）暴力来自侧方（LC骨折）：侧方挤压力量使骨盆的前后部结构及骨盆底部韧带发生一系列损伤。

（2）暴力来自前方（APC骨折）。① APC-Ⅰ型：耻骨联合分离。② APC-Ⅱ型：耻骨联合分离，骶结节和骶棘韧带断裂，骶髂关节间隙增宽，轻度分离。③APC–Ⅲ型：耻骨联合分离，骶结节和骶棘韧带断裂，骶髂关节前后韧带都断裂，骶髂关节分离。

（3）暴力来自垂直方向的剪刀（VS骨折）：受伤暴力很大，耻骨联合分离或耻骨支垂直形骨折，骶结节和骶棘韧带都断裂，骶髂关节完全性脱位，分离骨盆可能发生向前上方或后上方移位。

（4）暴力来自混合方向（CM骨折）：特指混合性骨折。

上述骨折中，APC–Ⅲ型骨折与VS骨折最为严重，并发症多见。

### （三）临床表现

1. 局部表现

（1）症状：局部广泛疼痛，坐下或移动下肢时加重，平卧后减轻，翻身困难或不敢翻身和活动下肢。

（2）体征：

①局部压痛：患部压痛显著，有时可出现骨擦音或骨擦感。

②肢体长度不对称：患侧肢体常缩短（脐至内踝的长度患肢短于健侧，髂前上棘至内踝的长度两侧相等）。

③骨盆分离试验与挤压试验阳性：检查者双手交叉撑开两髂嵴，此时两骶髂关节的关节面贴近，发生骨折的骨盆环产生分离，病人出现疼痛为骨盆分离试验阳性。检查者用双手挤压病人的两髂嵴，伤处发生疼痛为骨盆挤压试验阳性。

④肿胀：会阴部、股股沟、腰部皮下瘀斑，会阴部瘀斑是耻骨和坐骨骨折的典型表现。

2. 全身表现

（1）休克：骨盆骨折后大量出血积聚在后腹膜，引起腹膜后血肿。若后腹膜破裂，血液也可流向腹膜腔，引起腹膜腔积血，出血量大表现为休克典型征象。

（2）合并内脏器损伤表现：直肠、膀胱、尿道等盆腔脏器损伤后对应征象。

### （四）辅助检查

1. X线：首选的检查方法，可明确骨折的类型及移位情况。

2. 其他检查：酌情选用血常规、尿常规、血生化、CT等检查以发现合并伤和了解病情变化。

### （五）治疗原则

1. 急救

（1）抢救生命：有危及生命的并发症时应先抢救生命，迅速建立静脉通道，保障输血、输液的顺利进行，对休克病人进行抗休克治疗。然后处理骨折。

（2）转运：骨盆骨折病人在搬运和转运过程中，动作尽量轻柔，以防骨折端活动加重血管损伤，增加出血量。

2. 治疗骨盆骨折的治疗包括内脏合并伤的治疗和骨折本身的治疗两个方面，骨盆骨折本身的治疗同样也可采用非手术治疗和手术治疗。

（1）非手术治疗：

①卧床休息：骨折移位不明显者，卧床休息 3~4 周。

②骨盆悬吊牵引固定：骨盆骨折伴骨盆环破裂分离者，用骨盆悬吊牵引固定，重量以臀部稍抬离床面为宜，5~6 周后石膏短裤固定。

③复位、卧床休息：耻骨联合分离、耻骨支骨折合并骶髂关节脱位或伴半侧骨盆移位者，麻醉后牵引、手法复位。复位成功后，胶布条环绕骨盆固定，同时行患肢骨牵引，牵引重量 4~6 kg，注意功能锻炼。

（2）手术治疗：骨盆骨折移位明显；非手术复位不满意；耻骨联合分离、骨盆环双处骨折伴骨盆环破裂者需手术切开内固定。

**（六）主要护理诊断**

1. 组织灌流量不足：与损伤、出血有关。

2. 潜在并发症：休克、尿道或膀胱损伤、直肠损伤等。

**（七）护理措施**

1. 现场急救

（1）协助进行严重合并伤的急救。

（2）搬运转送病人，动作要求轻柔，严禁暴力搬运。

（3）快速建立静脉通道，保证足够的液体补充，静脉通道要求建立在上肢或中心静脉，不宜选在下肢。

2. 病情观察

（1）严密观察生命体征、神志、尿量，以了解休克的疗效和进展。

（2）观察是否有便血、腹痛、腹胀等情况，及时发现合并伤，采取相应处理。

3. 协助医师进行骨盆骨折复位的操作，保持牵引的确切有效。

4. 皮肤护理

骨盆骨折后需要长期固定治疗，卧床时间较长，要协助病人翻身，保持皮肤的清洁发生，按摩受压部位，做好预防压疮的护理。

5. 并发症的观察及护理

骨盆骨折常合并严重并发症，如腹腔内脏损伤，膀胱、尿道、直肠损伤，神经损伤，腹膜后血肿等，并发症有时比骨折本身还严重，应密切观察病情及护理。

（1）腹膜后血肿：组成骨盆的各骨为松质骨，周围分布血管大且多，骨盆骨折后易致大出血，重者发生休克，血液可沿腹膜后疏松结缔组织间隙蔓延至肾区或膈下，形成腹膜后血肿，表现为腹痛、腹胀等腹膜刺激征。护士应严密观察病情变化，监测生命体征和意识，立即建立静脉输液通路，遵医嘱输液、输血，纠正血容量不足，积极做好术前准备。

（2）腹腔内脏损伤：如合并腹腔内脏损伤，可出现出血性休克、急性弥漫性腹膜炎等症状，严密病情观察，配合医生术前准备及早手术。

（3）膀胱及尿道损伤：骨盆骨折合并尿道损伤比膀胱损伤较多，伤后观察有无血量、无尿及急性腹膜炎表现，参见泌尿系统损伤有关护理进行专科护理。

（4）直肠损伤：骨盆骨折并发直肠损伤较少见，发生在腹膜反折以上可致弥漫性腹膜炎；反折以下则发生直肠周围感染。护理时严格禁食，补液，应用抗生素。若行结肠造口手术，做好对应护理。

（5）神经损伤：主要是腰骶神经丛与坐骨神经损伤。观察有无括约肌功能丧失表现，下肢感觉异常，肌无力或瘫痪等症状，及时配合医生处理及护理。

6. 骨盆兜带悬吊牵引护理

使用兜带悬吊牵引，挤压骨盆合拢，促使耻骨联合分离复位。选择合适宽度的兜带，以病人臀部离开床面为宜，不可随意搬动，保持兜带平整，二便时避免污染兜带。

7. 体位和活动

骨盆骨折治疗期间，安置病人体位很重要。髂前上、下棘撕脱骨折取髋、膝屈曲位；坐骨结节撕脱骨折取大腿伸直、外旋位；骶尾骨骨折应在骶部垫气圈或软垫。帮助病人更换体位，骨折愈合后可行患侧卧位。牵引治疗12周后下肢可负重。长期卧床者需练习深呼吸，进行下肢肌肉等长舒缩训练。病情许可时下床活动，使用助行器，以减轻骨盆负重。

# 第三节　关节脱位患者护理

## 一、概述

关节脱位（dislocation）也称脱臼，是指构成关节的两个关节面失去了正常的对合关系，发生了错位。失去部分正常对合关系的称半脱位（subluxation）。多由暴力作用所致，且多发生在儿童和青壮年。四肢大关节中最易发生脱位的是肩关节和肘关节，其次是髋关节，膝、腕关节脱位少见。

### （一）关节脱位的病因和分类

**1. 按脱位发生的原因分类**

（1）创伤性脱位：由外界暴力引起的脱位，是脱位的常见病因。

（2）先天性脱位：由于胚胎发育异常，导致骨关节结构缺陷，出生后即发生脱位。

（3）病理性脱位：骨关节患某种疾病，如骨关节结核、骨肿瘤等，使得骨关节结构破坏，关节失去稳定性，受到轻微外力发生脱位。

（4）习惯性脱位：创伤性脱位破坏了关节囊、韧带，使关节松弛，以后再受到轻微外力即可引起脱位，习惯性脱位的引起与初次脱位治疗不当有关系。

**2. 按脱位发生的时间分类**

（1）新鲜脱位：脱位时间在两周以内。

（2）陈旧性脱位：脱位时间超过两周。

**3. 按脱位后关节腔是否与外界相通分类**

（1）闭合性脱位：局部皮肤完好，脱位处与外界不相通。

（2）开放性脱位：脱位关节腔与外界相通。

**4. 其他**

如按远侧骨端的移位方叫可分为前脱位、后脱位、侧方脱位、中央脱位等。

### （二）临床表现

**1. 一般症状**

关节明显肿胀、疼痛，关节失去正常活动功能，出现功能障碍。

**2. 特有体征**

（1）畸形：关节脱位后肢体出现旋转、内收或外展和外观变长或缩短等畸形，与健侧不对称。

（2）弹性固定：关节脱位后，未撕裂的肌肉和韧带可将脱位的肢体保持在特殊的位置，被动活动时有一种抵抗和弹性的感觉。

（3）关节盂空虚：脱位后可触到空虚的关节盂，移位的骨端可在邻近异常位置触及，若肿胀严重则难以触知。

### （三）辅助检查

X线检查，关节正、侧位片可确定有无脱位、脱位的类型和有无合并骨折，防止漏诊和误诊。

**（四）处理原则**

1. 复位

以手法复位为主，最好在脱位后 3 周内进行，因为早期复位容易成功，且功能恢复好。若发生以下情况，应考虑行手术切开复位：①合并关节内骨折；②经手法复位失败或手法难以复位；③有软组织嵌入；④陈旧性脱位经手法复位失败者。关节复位成功的标志是被动活动恢复正常、骨性标志恢复、X 线检查提示已复位。

2. 固定

复位后将关节固定在稳定的位置上，固定时间为 2~3 周。

3. 功能锻炼

固定期间应经常进行关节周围肌肉的舒缩活动和患肢其他关节的主动运动，以促进血液循环、消除肿胀，避免肌肉萎缩和关节僵硬。

**（五）护理评估**

1. 健康史

（1）一般情况：了解病人的年龄、职业特点、运动爱好等。

（2）外伤史：了解病人受伤的原因、部位和时间，受伤时的体位，外力作用的方式，伤后的症状和疼痛的特点及急救处理的情况。

（3）既往史：了解病人以往有无关节脱位病史，既往脱位后的治疗及恢复情况，既往有无相关骨关节疾病等。

2. 身体情况

（1）局部：评估病人关节疼痛程度、肿胀、功能障碍情况及有无血管、神经受损。

（2）全身：生命体征、生活自理能力等。

（3）辅助检查：X 线检查关于关节脱位的情况。

**（六）护理措施**

1. 体位

抬高患肢并保持患肢处于关节的功能位，以利静脉回流，减轻肿胀。

2. 缓解疼痛

（1）及时给病人精神安慰，减轻紧张心理，并遵医嘱适当给予镇痛剂，缓解疼痛，解除疼痛有利于病人的舒适与睡眠。

（2）早期正确复位固定，可使疼痛缓解或消失。

（3）脱位早期局部冷敷，超过 24 h 后宜行局部热敷、中药烫洗或理疗以减轻肌肉的痉挛。

（4）在移动病人时需托扶患肢，动作轻柔，避免因活动患肢引起疼痛。

3. 妥善复位与固定

（1）复位：向病人说明复位目的与方法，做好其复位前的身体及心理准备，以取得合作。复位前给予适当的麻醉，以减轻疼痛，同时使肌肉松弛，利于复位。复位成功的标志是被动活动恢复正常，骨性标志恢复，X线检查提示已复位。

（2）固定。①向病人讲解关节脱位后固定的重要性，以及不固定的危害，取得其合作。②观察病人固定位置有无变动，有无局部压迫症状，保持患肢于功能位置。尤其是髋关节脱位手法复位后应注意，在持续的皮牵引下保持患肢外展位，防止髋关节屈曲、内收、内旋，严禁病人坐起。③告诉病人固定时限。一般固定2~3周，若合并骨折需适当延长时间。若固定时间过长易发生关节过硬，若过短损伤的关节、韧带得不到充分修复，易发生再脱位。④做好牵引或石膏固定的护理。

4. 病情观察

移位局部的骨端可压迫临近的神经和血管，引起患肢感觉运动障碍和患肢缺血。定时观察患肢末端的血液循环，发现患肢苍白、冰冷、大动脉搏动消失等，提示有大血管损伤的可能，应及时通知医师处理；对皮肤感觉功能障碍的肢体要防止烫伤，使用暖水袋、照射红外线时要注意有效预防；定时观察患肢的感觉和运动，以了解神经损伤程度及恢复情况；髋关节脱位，合并坐骨神经损伤者，多系挫伤或牵拉所致，可自行恢复。

5. 功能锻炼

（1）向病人及家属讲述功能锻炼的重要性和必要性，指导正确功能锻炼的方法，使病人能自觉地按计划进行功能锻炼，以减少盲目性，消除病人关节复位就是治疗结束的错误认识。

（2）常见关节脱位复位后的功能锻炼：

①肩关节。a.复位后用三角巾悬吊患肢于胸前，疼痛，肿胀减轻后可指导病人健侧缓慢推动患肘外展与内收活动，活动范围以不引起患肩疼痛为限。b.3周后指导病人进行弯腰、垂臂、甩肩锻炼。具体方法：病人弯腰90°患肢自然下垂，以肩为顶点做圆锥形环转，开始范围小，逐渐扩大画环的范围。c.4周后指导病人做手指爬墙和举手摸顶锻炼，使肩关节功能完全恢复。

②肘关节。a.固定时期可做伸指、握拳等锻炼，同时在外固定保护下做肩关节、腕关节、手指活动。b.外固定去除后，练习肘关节的屈伸活动、前臂旋转活动及肘关节周围肌力的锻炼。锻炼时应注意观察患肢血液循环及手指的活动和感觉。

③髋关节。a.复位后持续皮牵引固定2~3周，固定期间进行未固定关节的活动及患肢踝关节的活动。b.4周后，去除皮牵引指导病人用双拐练习下地活动。c.由于髋关节脱位后有发生股骨头缺血性坏死或因受压而变形的可能，因此3个月内，患肢不负重。最好观察3个月后，经X线检查证实股骨头血液循环良好后方可尝试弃拐步行。d.习惯性脱位应

严格遵医嘱进行功能锻炼，为避免复发，使病人了解发生再脱位的原因。

6. 维护皮肤的完整性

对使用牵引或石膏固定的病人，应注意观察皮肤的色泽和温度，避免因固定物压迫而损伤皮肤。对髋关节脱位后较长时间卧床的病人，应注意预防压疮的产生。

7. 心理支持

给予病人安慰和鼓励，耐心做好解释，减轻紧张心理，配合治疗和护理。将日常生活用品置于病人方便取用处，减少病人因活动受限而带来的心理问题。

8. 健康教育

向病人和家属宣教疾病的治疗和康复知识，使之增强对复位后治疗的重视。避免对脱位后的损害重视不够，认为关节复位后不需要再做治疗，更不需固定和功能锻炼，从而影响软组织的修复，导致习惯性关节脱位的发生。教会病人外固定护理及正确功能锻炼的方法。交代病人及家属可能出现的并发症及相应的临床表现，让病人知道什么情况下需立即来医院检查。根据发生脱位的原因，交待病人平时要注意安全，减少或避免事故发生。

## 二、成人肩关节脱位

肩关节活动范围大，而构成肩关节的肱骨头大，关节盂浅而小，关节囊松弛，其前下方组织薄弱，遭受外力的机会多，关节结构不稳定，故易于发生脱位。肩关节脱位（dislocation of shoulder joint）也称肱盂关节脱位，多发生在青壮年，男性较多。

### （一）成人肩关节脱位的病因与分类

创伤是肩关节脱位的主要原因，常因间接暴力所致。如跌倒时上肢外展外旋，手掌或肘部着地，外力沿肱骨纵轴向上冲击，肱骨头撕脱关节囊，向前下脱出，形成前脱位。肩关节脱位分为前脱位、后脱位、下脱位和盂上脱位。由于肩关节前下方组织薄弱，因此以前脱位多见。

### （二）临床表现

1. 症状

伤肩肿胀、疼痛、主动和被动活动受限。患肢弹性固定于轻度外展位，常以健手托患臂，头和躯干向患侧倾斜。

2. 体征

肩三角肌塌陷，呈"方肩"畸形，在腋窝、喙突下或锁骨下可触及移位的肱骨头，关节盂空虚。搭肩试验阳性，即 Dugas 征阳性。患侧手靠胸时，手掌不能搭在对侧肩部，或沿侧手掌搭到健侧肩部时，肘部不能贴近胸壁。

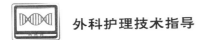 

### （三）辅助检查

X线检查关节正、侧位片可确定有无脱位、脱位的类型和有无合并骨折，防止漏诊和误诊。

### （四）处理原则

**1. 复位**

一般采用局部浸润麻醉，用手牵足蹬法（Hippocrates法）复位：伤员仰卧位，术者立于伤侧，腋窝处垫棉垫，用术者靠近患肢一侧的足跟置于患肢腋窝部，于胸壁和肱骨头之间做支点，握患肢前臂及腕部顺其纵轴牵引。牵引需持续、用力均匀，待肩部肌肉逐渐松弛后，内收、内旋其上肢，肱骨头便会经前方关节囊的破口滑入肩胛盂内，可感到有弹跳及听到响声，提示复位成功。

**2. 固定**

单纯肩关节脱位，复位后用三角巾悬吊上肢，肘关节屈曲90°，腋窝处垫棉垫。关节囊破损明显或仍有肩关节半脱位者，应将患侧手置于对侧肩上，上肢贴靠胸壁，腋下垫棉垫，用绷带将患肢固定于胸壁前，以防外旋和外展。一般固定3~4周。

**3. 功能锻炼**

固定期间应经常进行关节周围肌肉的舒缩活动和患肢其他关节的动运动，以促进血液循环、消除肿胀，避免肌肉萎缩和关节僵硬。

> **知识链接**
>
> #### Bankart损伤与关节镜微创治疗
>
> 1923年，Bankart首次描述了复发性肩关节脱位后盂唇或关节囊自盂缘撕脱的现象，并将其称为Bankart损伤。该损伤是发生肩关节复发性前脱位最常见的原因，修复和重建肩关节前方的稳定结构，是治疗复发性肩关节前脱位的关键。随着肩关节微创外科的发展和新技术新器械的推广，近年来，关节镜下使用缝线锚钉修复肩关节前方盂唇治疗肩关节习惯性前脱位的手术方法逐渐在许多医院应用，该手术仅需3个0.5 cm肩关节穿刺通道即可完成手术，具有病人恢复快、痛苦小、关节功能影响小等优点。

## 三、小儿肩关节脱位

与成人相比婴幼儿肩关节脱位较少见，据报道10岁以下小儿肩关节脱位发病率仅为1.6%，10~20岁发病率为10%。

### （一）小儿肩关节脱位的病因与分类

小儿肩关节脱位多因直接或间接创伤所致。前脱位较多见，约占90%，后脱位仅占2%~4%。其他类型的脱位有盂下脱位、盂上脱位，均少见。

### （二）临床表现

小儿肩关节脱位的临床表现同成人肩关节脱位。

（三）处理原则

1. 复位常用的方法包括牵引、反牵引法等。

2. 固定不同类型的脱位，固定方法不同。

（1）急性肩关节前脱位：复位后用吊带悬吊固定4周，然后逐步进行恢复训练。

（2）肩关节后脱位：复位后用夹板或肩关节人字形石膏固定4周以上。

（3）复发性肩关节脱位或合并关节盂边缘撕脱骨折的脱位：常需行手术治疗，术后至少固定4~6周。

（4）非创伤性脱位：通常可自行复位。

## 四、肘关节脱位

肘关节脱位（dislocation of elbow joint）发病率仅次于肩关节脱位，多发生于青少年，成人和儿童也时有发生。由于肘关节脱位类型较复杂，常合并肘部其他骨结构或软组织的严重损伤，如肱骨内上髁骨折、尺骨鹰嘴骨折和冠状突骨折，以及关节囊、韧带或血管神经束的损伤。

案例：

男性，16岁，在打篮球时不慎跌倒，以手掌着地。随后发现右肘部肿痛、不能活动，以健侧手托患侧前臂。肘关节处于半伸直位，被动运动肘不能伸直。肘后空虚，可触到凹陷，肘后三角失去正常关系。

（1）该病人最可能的诊断是什么？

（2）进一步要做的检查有哪些？

（3）该病人的处理原则是什么？

（4）主要护理诊断有哪些？

### （一）肘关节脱位的病因与分类

肘关节脱位主要由间接暴力所引起。根据脱位的方向可分为后脱位、前脱位及侧方脱位。

1. 后脱位

这是最多见的一种脱位类型，以青少年为主要发生对象。当跌倒时手掌着地，肘关节完全伸展，前臂旋后位。由于人体重力和地面反作用力引起肘关节过伸，尺骨鹰嘴的顶端猛烈冲击肱骨下端的鹰嘴窝，即形成力的支点。外力继续加强，引起附着于喙突的肱前肌和肘关节囊的前侧部分撕裂，则造成尺骨鹰嘴向后移位，而肱骨下端向前移位的肘关节后脱位。

2. 前脱位

前脱位者少见，又常合并尺骨鹰嘴骨折。其损伤原因多系直接暴力，如肘后直接遭受外力打击或肘部在屈曲位撞击地面等，导致尺骨鹰嘴骨折和尺骨近端向前脱位。这种脱位肘部软组织损伤较严重，特别是血管、神经损伤常见。

3. 侧方脱位

以青少年为多见。当肘部遭受到传导暴力时，肘关节处于内翻或外翻位，致肘关节的侧副韧带和关节囊撕裂，肱骨的下端可向桡侧或尺侧（即关节囊破裂处）移位。

（二）临床表现

肘关节肿痛，关节置于半屈曲位，伸屈活动受限。如肘后脱位，则肘后方空虚，鹰嘴部向后明显突出；侧方脱位，肘部呈现肘内翻或外翻畸形。肘窝部充盈饱满，肱骨内、外髁及鹰嘴构成的倒等腰三角形关系改变。肘关节脱位时，应注意血管、神经损伤的有关症状及体征。

（三）辅助检查

X 线检查可确定诊断，是判断关节脱位类型和合并骨折及移位状况的重要依据。对于陈旧性关节脱位，能明确有无骨化性肌炎或缺血性骨坏死。

（四）处理原则

1. 复位

2% 的普鲁卡因或 1% 的利多卡因 10 mL 肘关节内麻醉或臂丛麻醉，术者站在病人前面，将病人的患肢提起，病人环抱术者腰部，使肘关节处于半屈曲位，术者一手握患臂腕部，沿前臂纵轴方向牵引，另一手拇指压在尺骨鹰嘴突上，沿前臂纵轴方向做持续推挤，即可复位。复位成功的标志为肘关节恢复正常活动，肘后三角关系恢复正常。手法复位失败常表示关节内有骨块或软组织嵌入超过 3 周的陈旧性脱位，或合并神经血管损伤时应切开复位。

2. 固定

复位后用超关节夹板或长臂石膏托固定于屈肘 90° 位，再用三角巾悬吊于胸前，一般固定 3 周。

3. 功能锻炼

固定期间可做伸掌、握拳、手指屈伸等活动，同时在外固定保护下做肩、腕关节、手指活动。去除固定后，练习肘关节的屈伸、前臂旋转活动及锻炼肘关节周围肌力。

## 五、髋关节脱位

髋关节为杵臼关节，周围有坚韧的韧带及强大的肌肉保护，因而十分稳定。只有在间接暴力的作用下，才会通过韧带之间的薄弱区脱位。

案例：

男性，50岁，因交通事故致左髋部疼痛、畸形，查体见：左下肢呈内收、短缩、屈曲畸形，左下肢足尖指向右足背。

（1）该病人首先应考虑的诊断是什么？

（2）进一步要做的检查有哪些？

（3）主要护理诊断有哪些？

### （一）髋关节脱位的病因与分类

髋关节脱位（dislocation of the hip joint）往往由强大暴力引起。根据脱位后股骨头的位置，可分为前脱位、后脱位和中心脱位。

1. 前脱位

多因髋关节极度外展外旋时，大转子顶于髋臼缘形成的杠杆作用，使股骨头至髂股韧带与耻股韧带之间的薄弱区穿破关节而脱出。

2. 后脱位

最多见，股骨头多由髂股韧带与坐股韧带之间的薄弱区穿出脱位，造成后关节囊及圆韧带撕裂。

3. 中心脱位

当传导暴力时股骨头撞击髋臼底部，向骨盆脱出则属于中心脱位。

### （二）临床表现

1. 髋关节后脱位

股骨头多由髂骨韧带与坐骨韧带之间的薄弱区穿出脱位，造成后关节囊及圆韧带撕裂。如髋关节略呈外展位遭受传导暴力时，则髋臼后缘易因股骨头的撞击而发生骨折，或易发生股骨头前下方骨折。无论何方骨折，均会影响关节的稳定性。外伤后患髋肿痛，活动受限；后脱位患髋屈曲、内收、内旋、短缩畸形等。

2. 髋关节前脱位

远较后脱位少见，由于前方主要为韧带，因而不易合并骨折。前脱位时患髋呈外展、外旋和屈曲畸形。

3. 髋关节中心脱位

患肢短缩畸形，髋活动受限。

### （三）辅助检查

X线平片是诊断髋部脱位、骨折的最基本方法，大部分的髋关节脱位X线片都能准确显示。CT较X线片其优势在于能清楚地显示脱位的方向与程度，重要的是它能清晰准确地显示髋关节内是否有碎骨片的存在。

### （四）处理原则

**1.复位**

髋关节脱位后力争在24 h 内、麻醉状态下进行闭合复位，常用的复位方法有提拉法（Allis法）和悬垂法（Stimson法）。复位时手法应徐缓，持续使用牵引力，严禁暴力或突然转向，遇有阻力时更不可强行扭转。

**2.固定**

复位后，用持续皮牵引或穿丁字鞋固定患肢，保持患肢于伸直、外展位，防止髋关节屈曲、内收、内旋，禁止病人坐起。一般固定2~3周。

**3.功能锻炼**

固定期间病人可进行股四头肌收缩锻炼及其余未固定关节的活动。2~3周后开始活动关节；4周后，指导病人扶双拐下地活动；3个月后进行X线检查，显示无股骨头坏死时才可完全承重。

## 六、先天性畸形

### （一）先天性手部畸形

先天性手部畸形的种类繁多，常见的单纯畸形，通常是根据畸形的特征命名，如多生的手指称为多指畸形；两指或多指相连不能分开，称为并指畸形；手指过度生长粗大，称为巨指畸形；指骨短小或缺如，称为短指畸形；肢体形成障碍导致手指均缺如，称为缺指畸形；发生在手指、腕部肢体上有条索状横形凹陷，称为先天性环状缩窄综合征。先天性手部畸形手术治疗原则主要以改善功能为主，兼顾外观，尽早纠正妨碍发育的畸形，择期整复不妨碍发育的畸形，还要进行必要的辅助治疗。护理措施主要是在矫形手术后加强观察，如密切观察矫形患手远端的血液循环、感觉、活动情况等，警惕局部坏死。

### （二）先天性肌性斜颈

先天性斜颈（congenital torticollis）一般指先天性肌性斜颈，由一侧胸锁乳突肌纤维性挛缩，导致颈部和头面部向患侧偏斜畸形，是新生儿及婴幼儿常见的肌肉骨骼系统先天性疾病之一。本病的直接原因是胸锁乳突肌的纤维化引起挛缩和变短，但引起此肌纤维化的真正原因还不清楚。可能的因素有产伤、局部缺血、静脉闭塞、宫内姿势不良、遗传、生长停滞、感染性肌炎或者多种因素混合造成。

通常在婴儿出生后，一侧胸锁乳突肌即有肿块，质硬、椭圆形或圆形、不活动。肿块表面不红，温度正常，无压痛。头偏向患侧，下颌转向健侧，主动或被动的下颌向患侧旋转活动均有不同程度受限。继之肿块逐渐缩小至消失，约半年后形成纤维性挛缩的条索。少数病例肿块不完全消失，也有未出现颈部肿块而直接发生胸锁乳突肌挛缩者。病情继续发展可出现各种继发畸形，患侧颜面短而扁，健侧长而圆，双眼、双耳不在同一平面，严重者导致颈椎侧凸畸形。早发现、早治疗是预防继发头面、颈椎畸形的关键。晚期先天性肌性斜颈可以手术矫正，合并的其他组织异常（如面部畸形、颈椎侧凸）则难以恢复正常。非手术治疗适用于 1 岁以内的婴儿。新生儿确诊后，每天轻柔按摩、热敷，采用手法被动牵拉，适度向健侧牵拉头部，睡眠时应用沙枕固定。多数获满意疗效。手术疗法适合 1 岁以上患儿，最佳手术年龄为 1~4 岁。胸锁乳突肌切断术是最常用的手术方式，术后应用头颈胸外固定，固定头部并保持于略过矫正位。在伤口愈合后继续采用伸展治疗，以防止复发。

### （三）先天性马蹄内翻足

先天性马蹄内翻足（congenital talipes equinovarus）是一种常见的先天畸形，发生率约为 1% 的。，男性多于女性，双侧发病约占半数。病因迄今不清，多数学者认为该畸形为胚胎早期受内、外因素的影响导致发育异常或肌肉发育不平衡所致。也可能与胎儿足在子宫内位置不正有关。出生后出现一侧或双侧足程度不等内翻下垂畸形。轻者足前部内收、下垂，足跖面出现皱褶，背伸外展有弹性阻力。小儿学走路后，步态不稳，跛行，用足外缘着地，畸形逐渐加重。足部及小腿肌力平衡失调，以及体重影响，足内翻下垂加重。延误治疗者畸形更明显，足前部向后内翻，足背负重部位产生胼胝及滑囊，胫骨内旋加重。

先天性马蹄内翻足治疗的目的是矫正畸形，保持足部柔韧性和肌力。早期矫形治疗，足功能恢复较好。治疗可分为四个时期：①1 岁以内的婴儿在医生指导下行手法扳正；②1~3 岁，分期手法矫正，石膏固定；③3~10 岁，对于手法治疗失败者或未经治疗的病人，行软组织松解术治疗；④10 岁以后的治疗，手法不能矫正或矫正不满意，软组织松解不能达到预期目的，或严重足内翻下垂畸形未经治疗者，可考虑行三关节（距跟、距舟和跟骰关节）融合手术，术后石膏固定，直至关节骨性融合。

### （四）发育性髋关节脱位

发育性髋关节脱位（developmental dislocation of the hip.DDH），过去称为先天性髋关节脱位（congenital dislocation of the hipjoim，CDH），主要是髋臼、股骨近端和关节囊等均存在发育上缺陷而致关节的不稳定，直至发展为髋关节脱位。

新生儿和婴儿临床症状常不明显，往往不能引起家长的注意。如果发现有下列体征时应考虑有发育性髋关节脱位的功能：

1. 两侧大腿内侧皮肤皱褶不对称，患侧皮皱加深增多；

2. 患儿会阴部增宽，双侧脱位时更为明显；

3. 患侧髋关节活动少且受限；

4. 患侧肢体短缩；

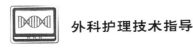

5.牵拉患侧下肢时有弹响声或弹响感，有时患儿会哭闹。

脱位期患儿一般开始行走的时间较正常儿晚。单侧脱位时患儿跛行。双侧脱位时，站立时骨盆前倾，臀部后耸，腰部前凸特别明显，行走呈鸭行步态。患儿仰卧位，屈髋屈膝90°时，双侧膝关节不在同一平面。推拉患侧股骨时，股骨头可上下移动，似打气筒样。内收肌紧张，髋关节外展活动受限。

本病的预后关键在于早期诊断和早期治疗。治疗方法与诊断时年龄和脱位程度有关。随着年龄的增大，病理改变越重，治疗效果越差。①婴儿期（1岁以内）：使用带蹬吊带法。②幼儿期（1~3岁）：对一部分轻型患儿，可采用手法整复，石膏固定。③儿童期（3岁以上）：此时脱位程度加重，骨与软组织的继发改变也较严重，手法整复难以成功，应采用手术治疗。手术的目的是增加髋臼对股骨头的包容，使股骨头与髋臼达到同心圆复位。

# 第七章　外科休克患者护理

# 第一节 概述

休克（shock）是机体受到强烈的致病因素侵袭后，导致有效循环血量锐减、组织灌注不足所引起的以微循环障碍、代谢紊乱和细胞受损为特征的病理性症候群，是严重的全身性应激反应。休克起病急、进展快、病情重、并发症多，若未能及时发现并治疗，可发展至不可逆阶段而导致死亡。

## 一、休克的病理生理

### （一）休克的病理与分类

导致休克的病因很多，如创伤、失血、感染、过敏及强烈的神经刺激等。根据休克的原因、始动因素和血流动力学特点，对休克有不同的分类。

1. 按休克的原因分类分为低血容量性休克、感染性休克、心源性休克、神经源性休克和过敏性休克。其中低血容量性休克和感染性休克在外科最常见。

2. 按休克发生的始动因素分类分为低血容量性休克、心源性休克、心外阻塞性休克和分布性休克。

3. 按休克时血流动力学特点分类可分为低排高阻型休克（冷休克）和高排低阻型休克（暖休克）。

### （二）休克的病理生理

各类休克共同的病理生理基础是有效循环血容量锐减、组织灌注不足，以及由此导致的微循环障碍、代谢改变和内脏器官继发性损害。

1. 微循环障碍

根据微循环障碍不同阶段的病理生理特点可分为三期：

（1）微循环收缩期：又称缺血缺氧期。当机体有效循环血量锐减时，血压下降，刺激主动脉弓和颈动脉窦压力感受器，引起血管舒缩中枢加压反射，交感肾上腺轴兴奋引起大量儿茶酚胺释放及肾素血管紧张素分泌增加，使心动加快，心排血量增加，并选择性地使外周（如骨骼肌、皮肤）小血管和内脏（如肝、肾和肠道）小血管、微血管平滑肌收缩，以保证心、脑等重要器官的供血。由于毛细血管前括约肌强烈收缩、动静脉短路和直接通道开放增加了回心血里，使得微循环内出现"少灌多流"。随着真毛细血管网内血量减少，毛细血管内静水压降低，组织液回吸收入毛细血管，可在一定程度上补充循环血量，故称此期为休克代偿期。

（2）微循环扩张期：又称淤血缺氧期。若休克发展，流经毛细血管的血流量继续减少，组织因严重缺氧而处于缺氧代谢状态，大量酸性代谢产物积聚，使毛细血管前括约肌松弛，而后括约肌由于对酸性物质耐受力较强仍处于松弛状态，导致血液流出口受阻，微循环内出现"多灌少流"。由于大量血液淤滞于毛细血管，使回心血量进一步减少，血压下降，重要内脏器官灌注不足，休克进入抑制期。

（3）微循环衰竭期：又称弥散性血管内凝血期。淤滞在微循环内的黏稠血液在酸性环境中处于高凝状态，红细胞与血小板极易发生凝集在血管内形成微血栓，甚至发生弥散性血管内凝血（disse minated intravas cularcoagulation，DIC）。随着各种凝血因子的大量消耗，纤维蛋白溶解系统被激活，可出现严重的出血倾向。由于组织灌注继续减少、细胞缺氧更加严重，加之酸性代谢产物和内毒素的作用，使细胞内溶酶体膜破裂，释放多种水解酶，造成组织细胞自溶、死亡，引起广泛的组织损害甚至多器官功能受损。此期称为休克失代偿期。

2. 代谢改变

（1）代谢性酸中毒：由于组织灌注不足和细胞缺氧，体内葡萄糖以无氧酵解为主，产生的三磷酸腺苷（adenosine triphosphate，ATP）大大减少，而乳酸和丙酮酸产生过多，同时肝脏因灌注量减少，处理乳酸的能力减弱，使乳酸在体内的清除减少而血液内含量增多引起代谢性酸中毒。

（2）能量代谢障碍：休克引起的应激状态使儿茶酚胺和肾上腺皮质激素明显升高，这些激素变化引起以下反应：①促进糖异生、抑制糖降解，使血糖水平升高；②抑制蛋白质合成、促进蛋白质分解，为机体提供能能量和合成急性期反应蛋白的原料，导致血中尿素氮、肌酐及尿酸量增加；③脂肪分解代谢明显增强，成为机体获取能量的主要来源。

（3）炎症介质释放和细胞损伤：①休克引起的应激状态可刺激机体释放大量炎症介质，如白介素、干扰素、肿瘤坏死因子和一氧化氮等，形成"瀑布样"连锁放大反应。活化氧代谢产物可造成脂质过氧化和细胞膜破裂；②无氧代谢使 ATP 产生不足，导致细胞膜上的钠钾泵功能失常，表现为钾离子无法进入细胞内，而细胞外液却随钠离子进入细胞，造成细胞外液减少及细胞过度肿胀、变性、死亡；此外，细胞膜、线粒体膜和溶酶体膜等质膜破坏，释放出大量的水解酶，引起细胞自溶和组织损伤，进一步加重休克。

3. 内脏器官继发性损害

休克持续超过 10 h，即可发生内脏器官继发性的损害。若两个或两个以上的重要器官或系统同时或序贯发生功能障碍或衰竭，称为多脏器功能障碍综合征（multiple organ dysfunction syndrome，MODS），是休克的主要致死原因。

（1）肺：休克时肺的变化极为显著，低灌注和缺氧时损伤肺毛细血管的内皮细胞和肺泡上皮细胞。内皮细胞损伤可导致毛细血管通透性增加而引起肺间质水肿；肺泡上皮细胞损伤可使表面活性物质的合成减少、肺泡表面张力升高，继发肺泡萎陷而引发肺不张，进而出现氧弥散障碍，通气 / 血流比例失调，病人表现为进行性呼吸困难和缺氧，称为急性呼吸窘迫综合征（acute respiratory distress syndrome，ARDS）。

（2）肾：休克时儿茶酚胺、血管升压素、醛固酮分泌增加，引起肾血管收缩、肾血流量减少和肾滤过率降低，导致水钠潴留，尿量减少。同时，肾内血流重新分布并主要流向髓质，致使肾皮质血流锐减，肾小管上皮细胞大量坏死，引起急性肾衰竭（acute renal failure，ARF）。

（3）心：休克时心率过快、舒张期缩短或舒张压降低，冠状动脉灌流量减少，心肌因缺血缺氧而受损。一旦心肌微循环内血栓形成，可引起局灶性心肌坏死。此外，休克时的缺血再灌注损伤、酸中毒及高血钾等均可加重心肌功能的损害，进一步发展为心力衰竭（heart failure）。

（4）脑：休克晚期，由于血压持续下降，脑灌注压和血流量也下降，可引起脑缺氧并丧失对脑血流的调节作用。缺氧和酸中毒引起毛细血管周围胶质细胞肿胀、血管通透性升高，可引起继发性脑水肿和颅内压增高。

（5）肝：肝灌注障碍使单核 – 吞噬细胞受损，导致肝脏的解毒及代谢功能减弱，并加重代谢紊乱及酸中毒。由于肝细胞缺血、缺氧，肝血窦及中央静脉内微血栓形成，导致肝小叶中心区发生坏死而引起肝功能障碍，病人可出现黄疸、转氨酶升高等，严重时出现肝性脑病（hepatic encephalopathy）和肝功能衰竭（hepatic failure）。

（6）胃肠道肠道黏膜缺血、缺氧，可使正常黏膜上皮细胞的屏障功能受损，并发急性胃黏膜糜烂、应激性溃疡（stressulcer）或上消化道出血。肠黏膜的屏障结构和功能受损，导致肠道内细菌及毒素易位，病人可并发肠源性感染或毒血症。

## 二、休克的一般临床表现与辅助检查

### （一）临床表现

按照休克的病程演变，其临床表现可分为休克代偿期、休克抑制期。

1. 休克代偿期

失血量少于循环血量的 20%，机体具有相应的代偿能力。病人中枢神经系统兴奋性提高，交感肾上腺轴兴奋。临床表现为精神紧张、烦躁不安、面色苍白、四肢湿冷、脉搏加快（< 100 次 / 分）、呼吸增快，血压变化不大，但脉压缩小（< 4 Kpa）；尿量正常或减少（25~30 mL/h）。此期若处理及时，休克可纠正；反之，病情继续发展，进入休克抑制期。

2. 休克抑制期

病人表现为神情淡漠，反应迟钝，甚至可出现意识模糊或昏迷。可出现皮肤黏膜发绀或花斑、四肢冰冷、脉搏细速（> 120 次 / 分）、呼吸浅促、血压进行性下降。严重者全身皮肤、黏膜明显发绀，甚至出现瘀点、瘀斑，四肢冰冷、脉搏微弱、血压测不出、呼吸微弱或不规则、体温不升、尿少或无尿。若皮肤、黏膜出现瘀斑或鼻腔、牙龈、内脏出血，则提示并发 DIC。若出现进行性呼吸困难、烦躁、发绀，给氧仍不能改善呼吸状态者，则提示并发 ARDS。此期病人常继发 MODS 而死亡。

### （二）辅助检查

1. 实验室检查

（1）血、尿和大便常规检查：红细胞计数、血红蛋白值减少，提示失血；血细胞比容增高，提示血浆丢失；白细胞计数、中性粒细胞比例升高，提示感染。尿比重增高，提示血液浓缩或血容量不足。大便隐血试验阳性或黑便，提示消化系统出血。

（2）血生化检查：包括肝、肾功能检查，血糖、血电解质等检查，了解病人是否合并 MODS 及细胞缺氧、代谢失调程度等。

（3）凝血功能检查：疑有 DIC 时，应检测血小板、出凝血时间、血浆纤维蛋白原、凝血酶原时间及其他凝血因子。当下列五项检查出现三项以下异常，结合临床表现，便可诊断 DIC。①血小板计数 < $80 \times 10^9$/L；②血浆纤维蛋白原 < 1.5 g/L 或呈进行性降低；③凝血酶原时间较正常延长 3 s 以上；④ 3P（血浆鱼精蛋白副凝）试验阳性；⑤血涂片中破碎红细胞 > 2% 的等。

（4）动脉血气分析：有助于了解酸碱失衡的情况。$PaCO_2$ 是反映通气和换气功能的指标，可作为呼吸性酸碱中毒的判断依据。若 $PaCO_2$ > 45 mmHg 且通气良好，提示严重肺功能不全；$PaCO_2$ > 60 mmHg、吸入纯氧后仍无改善，提示 ARDS。监测 pH、碱剩余（BE）、缓冲碱（BB）和标准重碳酸盐（SB）的动态变化，有助于了解休克时酸碱失衡的情况。

（5）动脉血乳酸盐测定：可反映细胞缺氧程度，正常值为 1~1.5 mol/L。休克时间越长，血流灌注障碍越严重，动脉血乳酸盐浓度也愈高，提示病情严重，预后不良。

**知识链接**

---

#### 血浆鱼精蛋白副凝试验

血浆鱼精蛋白副凝试验（plasma prota mine paracoagulation test）又称 3P 试验，是一个较为古老的检测纤维蛋白降解产物的试验。将鱼精蛋白加入病人血浆后，可与纤维蛋白降解产物（FDP）结合，使血浆中原与 FDP 结合的纤维蛋白单体分离并彼此聚合而凝固。这种不需酶的作用而形成纤维蛋白的现象称为副凝试验。3P 试验阳性见于 DIC 的早期或中期、血栓性疾病、溶栓治疗期、血液高凝状态等；3P 试验阴性见于正常人、DIC 的晚期和原发性纤维蛋白溶解症。

---

2. 血流动力学监测

（1）中心静脉压（CVP）：代表右心房或胸腔段静脉内的压力，可反映血容量与右心功能。正常值为 5~12 cmH2O，CVP ＜ 5 cmH2O，提示血容量不足；CVP ＞ 15 cmH2O，提示心功能不全；CVP ＞ 20 cmH2O，提示存在充血性心力衰竭。

（2）肺毛细血管楔压（pulmonary capillary wedge pressure，PCWP）：采用 Swan-Ganz 漂浮导管进行测量，反映肺静脉、左心房和左心室压力。正常值为 6~15 mmHg。PCWP 降低，提示血容量不足；增高提示肺循环附力增加，如肺水肿。因此，临床上发现 PCWP 增高，即使 CVP 正常，也应限制输液量，以免发生或加重肺水肿。

（3）心排血量（cardiac output，CO）和心脏指数（cardiac index，CI）：通过 Swan-Ganz 漂浮导管、应用热稀释法可测 CO，CO= 心率 × 每搏输出量。正常成人的 CO 值为 4~6 L/min；单位体表面积上的 CO 为 CI，正常值为 2.5~3.5 L/（min·m²）；休克时 CO 大多降低；感染性休克者 CO 可见升高。

3. 影像学检查

创伤病人需根据受伤部位做相应的影像学检查，以排除颅脑、骨骼或内脏损伤，B 超检查有助于发现感染病人的深部感染灶，并判断感染的原因。

## 三、处理原则

关键是尽早去除病因，迅速恢复有效循环血量，纠正微循环障碍，增强心肌功能，恢复正常代谢和防止 MODS。

1. 一般急救措施

（1）现场救护：包括创伤处包扎、固定、制动和控制大出血，如局部压迫或扎止血带等，必要时可使用抗休克裤（military antishock trousers，MAST）。抗休克裤充气后对腹部和腿部加压，可促使血液回流，改善重要脏器的供血；同时可通过局部压迫作用控制腹部和下肢出血。

（2）保持呼吸道通畅：松解病人领扣，解除气道压迫；使头部仰伸，清除呼吸道分泌物或异物，保持气道通畅。早期给予鼻导管或面罩给氧，改善组织缺氧状态。严重呼吸困难者，行气管插管或气管切开，予以呼吸机人工辅助呼吸。

（3）采取休克体位：头和躯干抬高 20°~30°，下肢抬高 15°~20°，以增加回心血量。

（4）其他：注意保暖，尽量减少搬动，必要时应用镇痛剂等。

2. 补充血容量

这是治疗休克最基本和首要的措施，也是纠正休克引起组织低灌注和缺氧状态的关键。原则是及时、快速、足量。输液种类主要有晶体液和胶体液。一般先输入扩容作用迅速的晶体液（如平衡盐溶液），再输入扩容作用持久的胶体液（如羟乙基淀粉溶液），必要时进行成分输血或输新鲜全血。根据监测指标估算输液量及判断补液疗效。

**3. 积极处理原发病**

由外科疾病引起的休克，如内脏大出血、消化道穿孔、急性梗阻性化脓性胆管炎等，应尽快恢复有效循环血量后，及时手术处理原发伤(病)，或在积极抗休克的同时施行手术，以赢得抢救时机。

**4. 纠正酸碱平衡失调**

休克早期，由于过度换气可引起低碳酸血症和呼吸性碱中毒。经迅速补充血容量、组织灌流改善后，轻度酸中毒即可得到缓解；扩容治疗时输入的平衡盐溶液，可使一定量的碱性物质进入体内，故休克早期轻度酸中毒无须再应用碱性药物。但休克严重、酸中毒明显及扩容疗效不佳时，则需应用碱性药物，常用的是5%的碳酸氢钠溶液。

**5. 应用血管活性药物**

理想的血管活性药物既能迅速提高血压，又可改善重要脏器的血流灌注。血管活性药物主要包括血管收缩剂、血管扩张剂及强心药物三类。

(1)血管收缩剂：常用药物有去甲肾上腺素、间羟胺和多巴胺等。血管收缩剂使小动脉普遍处于收缩状态，虽可暂时升高血压，但可使组织缺氧更加严重，故应慎重选用。多巴胺根据剂量不同而作用不同，大剂量多巴胺可使血管收缩，外周阻力增加；小剂量则可增加心肌收缩力和增加心排血管，并扩张肾和胃肠道等内脏器官血管；抗休克时主要取其强心和扩张内脏血管的作用，宜采用小剂量。

(2)血管扩张剂：常用药物有酚妥拉明、酚苄明、阿托品、山莨菪碱等。血管扩张剂可解除小动脉痉挛，改善微循环，增加组织灌注量，但可使血管容量扩大、血容量相对不足而致血压下降，故只能在血容量已基本补足而循环障碍未见好转时才考虑使用。

(3)强心药物：最常用的是强心苷，如毛花苷丙(西地兰)。对于有心功能不全的病人，可给予强心药物以增强心肌收缩力、减慢心率、增加心排血量。

**6. 改善微循环**

休克发展至DIC阶段，需应用肝素抗凝治疗，一般用量为1.0 mg/ kg，每6小时 / 次。DIC晚期，纤维蛋白溶解系统功能亢进，可使用抗纤溶药，如氨基己酸、氨甲苯酸等、抗血小板黏附和聚集的阿司匹林、双嘧达莫和低分子右旋糖酐等。

**7. 应用皮质类固醇**

皮质类固醇一般应用于严重休克和感染性休克。其作用：①阻断 α - 受体兴奋作用，扩张血管，改善微循环；②防止细胞溶酶体破裂；③增强心肌收缩力，增加心排血量；④增进线粒体功能，防止白细胞凝集；⑤促进糖异生，减轻酸中毒。一般主张大剂量静脉滴注，1次滴完，仅用1~2次，以防引起副作用。如地塞米松 1~3 mg/ kg，加入5%的葡萄糖溶液 100~200 mL 静脉滴注，必要时遵医嘱可加大剂量。

## 四、相关护理与健康指导

### （一）护理评估

**1. 健康史**

了解引起休克的各种原因，如有无因严重烧伤、损伤或感染引起的大量失血、失液；病人受伤或发病后的救治情况。

**2. 身体状况**

（1）局部：有无皮肤、软组织、骨骼和肌肉损伤；有无局部出血，以及出血的时间、速度和量；腹部损伤者有无腹膜刺激征和移动性浊音；后穹窿穿刺有无不凝血液。

（2）全身：

①意识和表情：反映脑组织血液灌流情况。若病人呈兴奋、烦躁不安，或表情淡漠、意识模糊、反应迟钝甚至昏迷，常提示存在不同程度的休克。

②生命体征：a. 血压：最常用的监测指标，收缩压 < 90 mmHg、脉压差 < 20 mmHg，提示休克。休克早期由于机体代偿机制，血压变化不大；休克晚期，血压呈进行性下降。b. 脉搏：休克早期脉率增快，且在血压下降之前出现，因而是休克的早期诊断指标；病情加重时脉细弱。临床常根据脉率 / 收缩压（mmHg）计算休克指数正常值为 0.58，> 1.0~1.5 提示休克；> 2.0 提示严重休克，估计失血量 > 50%。c. 呼吸：呼吸急促、变浅、不规则，提示病情恶化。呼吸增至 30 次 / 分以上或降至 8 次 / 分以下，提示病情危重。d. 体温：多数休克病人体温偏低，但感染休克病人可有高热。若体温突升至 40℃以上或骤降至 36℃以下，常提示病情危重。

③皮肤色泽和温度：反映体表灌流的情况。皮肤和口唇黏膜苍白、发绀、呈花斑状、四肢湿冷，提示存在休克；若皮肤干燥潮红、手足温暖，提示感染性休克的可能。

④尿量：可反映肾灌流情况，也是反映组织灌流情况最佳的定量指标。尿量变化是反应休克最敏感的指标。若尿量 < 25 mL/h、尿比重增加，提示肾血管收缩或血容量不足；若血压正常而尿少、比重低，提示急性肾衰竭。

（3）辅助检查：了解血生化、CVP、PCWP、CO、B 超等检查结果，以判断病情及预后。

**3. 心理和社会支持状况**

了解病人和家属对诊疗方法、疾病预后的认知程度；评估家庭对治疗费用的承受能力和社会支持状况。

### （二）主要护理诊断

1. 体液不足：与大量失血、失液有关。

2. 气体交换受损：与缺氧、微循环障碍和呼吸型态改变有关。

3. 体温异常：与感染、组织灌注不良有关。

4.有感染的危险：与抵抗力下降、侵入性治疗有关。

5.有受伤的危险：与微循环障碍、意识不清、烦躁不安等有关。

**（三）护理措施**

1.迅速补充血容量，维持体液平衡

（1）建立静脉通路：迅速建立两条以上静脉输液通路，大量快速补液（心源性休克除外）。若周围血管萎陷或肥胖者静脉穿刺困难时，应立即行中心静脉穿刺插管，并同时监测 CVP。

（2）合理补液：根据心、肺功能，失血、失液量，血压及血流动力学监测情况调整输液量和速度。血压和中心静脉压均降低时，提示血容量严重不足，应快速大量补液；若血压降低而中心静脉压升高，提示心功能不全或血容量超负荷，应减慢速度，限制补液，防止肺水肿和心功能衰竭。中心静脉压与补液的关系见表7-1。

表 7-1　中心静脉压与补液的关系

| 中心静脉压 | 血压 | 原因 | 处理原则 |
|---|---|---|---|
| 低 | 低 | 血容量严重不足 | 快速补液 |
| 低 | 正常 | 血容量不足 | 适当补液 |
| 高 | 低 | 心功能不全或血容量相对过多 | 给强心药，舒张血管，纠正酸中毒 |
| 高 | 正常 | 容量血管过度收缩 | 舒张血管 |
| 正常 | 低 | 心功能不全或血容量不足 | 补液实验 |

注：补液试验：取等渗盐水 250 mL，在 5~10 min 内经静脉滴注。若血压升高而 CVP 不变，提示血容量不足；若血压不变而 CVP 升高 3~5 cmH2O，提示心功能不全。

（3）观察病情变化：动态监测呼吸、脉搏、血压及 CVP 变化；注意观察病人的意识、口唇黏膜色泽、肢端皮肤颜色及温度等变化。若病人从烦躁转为平静，淡漠迟钝转为对答如流、口唇红润、肢体转暖，提示休克好转。

（4）准确记录出入量：输液时，特别在抢救过程中，应有专人准确记录输入液体的种类、数量、性质、时间及速度等，并详细记录 24 h 出入量以作为后续治疗的依据。

（5）动态监测尿量与尿比重：留置导尿管，并每小时检测尿量和尿比重。若病人尿量 > 30 mL/h，提示休克好转。

2.改善组织灌注，促进气体交换

（1）采取休克体位：休克体位有利于膈肌下移，促进肺扩张，增加肢体回心血量，改善重要脏器的血供。

（2）使用抗休克裤：抗休克裤充气后对腹部与腿部加压，可促使血液回流，改善组织灌流，同时可以控制腹部和下肢出血。休克纠正后，为避免气囊放气过快引起低血压，应由腹部开始缓慢放气，每 15 min 测量血压 1 次，若发现血压下降超过 5 mmHg，立即停止放气并重新注气。

（3）用药护理：①使用血管活性药物时应从低浓度、慢速度开始，每 5~10 min 测量 1 次血压，血压平稳后每 15~30 min 测量 1 次，并根据血压调整药物浓度和滴速，以防血压骤升或骤降；②严防药液外渗，若发现注射部位红肿、疼痛，应立即更换注射部位，并用 0.25% 的普鲁卡因封闭穿刺处，避免皮下组织坏死；③停药时应逐渐降低药物浓度、减慢速度后撤除，以防突然停药引起不良反位；④对心功能不全者，遵医嘱给予毛花苷丙静脉推注时，注意观察病人心率、心律及药物副作用。

（4）维持有效的气体交换。①改善缺氧：经鼻导管给氧，氧浓度为 40%~50%，氧流量为 6~8 L/min，以提高肺静脉血氧浓度。严重呼吸困难者，立即行气管插管或气管切开，尽早予以呼吸机辅助呼吸。②保持呼吸道通畅：在病情允许的情况下，鼓励病人深呼吸、有效咳嗽、咯痰，及时清除呼吸道分泌物，保持呼吸道通畅；神志淡漠或昏迷病人，将其头偏向一侧或置入通气管，以防舌后坠或呕吐物、分泌物误吸而窒息。③监测呼吸功能：密切观察病人呼吸的频率、节律、幅度及面唇色泽变化；动态监测动脉血气分析结果，以了解呼吸功能及缺氧程度。

3. 维持正常体温

（1）监测体温：每 4 h 测量 1 次体温，密切观察其变化。

（2）保暖：休克时体温降低，应予以保暖。可采用加盖棉被、毛毯等措施，也可通过调节病室内温度升高体温，一般室内温度以 20℃ 左右为宜。切忌用热水袋、电热毯等方法提升病人体表温度，以免烫伤和加重组织缺氧。

（3）降温：休克伴高热者，应及时给予物理降温、药物降温；注意室内定时通风，以调节室内湿度；及时更换被汗液浸湿的衣、被等，并做好病人的皮肤护理。

4. 观察和防治感染

休克时机体免疫功能下降，抵抗力减弱，容易继发感染。预防感染的措施：①严格遵循无菌技术原则，执行各项护理操作；②遵医嘱合理应用敏感的抗生素；③避免误吸所致的肺部感染，鼓励病人深呼吸，定时翻身、拍背，并协助其咳嗽、咯痰，及时清除呼吸道分泌物；必要时尊医嘱给予超声雾化吸入，每日 3 次，以利于痰液稀释和排出；④加强留置导尿管的护理，以防泌尿系统感染；⑤有创面或伤口者，注意观察局部情况，应及时更换敷料，保持创面或伤口清洁干燥。

5. 预防皮肤受损和意外受伤

（1）预防压疮：保持床单清洁、平整、干燥、无碎屑；若病情允许，协助病人每 2 h 翻身、拍背 1 次，按摩受压部位的皮肤，预防压疮的发生。

（2）预防意外受伤：对于神志不清或烦躁不安者，应加床旁护栏以防坠床，或予以适

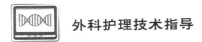
当约束；输液肢体宜用夹板固定，避免病人将输液管道或引流管等拔出。

### （四）健康教育

#### 1. 安全教育

日常生活中加强自我保护，避免损伤或其他意外伤害。掌握一些意外伤害后的初步处理和急救知识。

#### 2. 疾病知识指导

向病人和家属讲解各项诊疗措施、护理操作和手术治疗的必要性与重要性，解释疾病的转归过程，提高遵医行为。

#### 3. 康复指导

指导病人康复期应加强营养，一旦出现高热、烦躁不安等症状，应及时就诊。

# 第二节　感染性休克患者护理

## 一、感染性休克的病理生理及临床表现

感染性休克（septic shock）常继发于以释放内毒素为主的革兰阴性感菌感染，如急性梗阻性化脓性胆管炎、急性化脓性腹膜炎、绞窄性肠梗阻、泌尿系统感染及败血症等，亦称内毒素性休克。革兰氏阴性杆菌释放的内毒素与体内的补体、抗体或其他成分结合，可引起血管痉挛及血管内皮细胞损伤；同时，内毒素可促使体内多种炎性介质释放，引起全身炎症反应综合征（systemic inflammatory response syndrome，SIRS）。SIRS 的进一步发展即可导致休克及 MODS。

案例：

男性，30岁，急性胃溃疡穿孔入院治疗。体检：急性面容，神志清楚、面色苍白，体温39.4℃，P120 次 / 分，R26 次 / 分，BP80/50 mmHg。全腹压痛、反跳痛及肌紧张，以剑突下最为显著，肠鸣音减弱。血常规检查：白细胞计数 $16×10^9/L$，中性粒细胞比例 87% 的。

（1）该病人最可能的诊断是什么？

（2）该病人主要的护理诊断是什么？

（3）应给予哪些针对性的护理措施？

### （一）感染性休克的病理生理

#### 1. 低排高阻型休克

又称低动力型休克（hypodynamic shock）、冷休克，是临床最常见的类型。其血流动力学特点是外周血管收缩致外周血管阻力增高，微循环淤滞，毛细血管通透性增高、渗出增

加，以致血容量和心排血量减少。

2. 高排低阻型休克

又称高动力型休克（hyperdynamic shock）、暖休克，临床较少见，仅见于部分革兰氏阳性菌感染引起的早期休克。其血流动力学特点是外周血管扩张致外周血管阻力降低，心排血量正常或增加，血流分布异常，动静脉短路开放增多，引起细胞代谢障碍和能量合成不足。

### （二）临床表现

冷休克病人表现为烦躁不安、神志淡漠或嗜睡；面色苍白、发绀或呈花斑样；皮肤湿冷、体温降低；脉搏细速、血压降低、脉压缩小（< 30 mmHg）和尿量骤减（< 25mL/h）。暖休克病人表现为神志清楚、面色潮红；手足温暖、干燥；血压下降、脉率慢而有力，但脉压较大（> 30 mmHg）。病情加重时暖休克也可转变为冷休克。

## 二、处理原则

纠正休克与控制感染并重。

1. 补充血容量

首先快速输入平衡盐溶液或等渗盐溶液，再补充适量的胶体液，如血浆、全血等。补液期间动态监测 CVP，作为调整输液种类、量和速度的依据。

2. 控制感染

包括处理原发感染灶和应用抗生素。原发感染灶的存在是引起休克的主要原因，应尽早予以处理。对病原菌尚未明确者，可先根据临床规律和经验选用广谱抗生素；待病原菌明确后，有针对性地选用敏感的抗生素，以提高抗菌效果，减少耐药性。

3. 纠正酸碱失衡

感染性休克的病人，常伴有不同程度的酸中毒，应予以纠正。轻度酸中毒，在补足血容量后即可缓解。重度酸中毒者，需经静脉滴注 5% 的碳酸氢钠 200 mL/h 后复查动脉血气分析，再根据结果补充用量。

4. 应用血管活性药物

经补充血容量、纠正酸中毒后，休克仍未见好转者，可考虑使用血管扩张剂。也可联合使用 α 受体和 β 受体兴奋剂，如多巴胺、间羟胺等，以增强心肌收缩力、改善组织灌流。心功能受损害者，可给予毛花苷丙、多巴酚丁胺等。

5. 应用皮质类固醇

皮质类固醇能抑制体内多种炎性介质的释放，稳定溶酶体膜，减轻细胞损害，缓解 SIRS。临床常用氢化可的松、地塞米松或甲泼尼龙等，缓慢静脉注射。应用时注意早期、足量，至多 48 h，否则有发生应激性溃疡和免疫抑制等并发症的可能。

# 第八章　头颈部、胸部和腹部疾病患者护理

# 第一节 头颈部疾病患者护理

## 一、头颈部疾病患者的情绪表现及护理措施

五官疾病不但影响患者颜面的美观，而且影响视、听、吃最敏感的问题，甚至有生命危险。患者多表现出自己的病最急、最痛苦的心理反应，心情比较急躁，对康复的要求十分迫切，对医护人员的诊疗、护理有过高的依赖和要求。常表现出情绪不稳定，如恐惧、烦躁、易怒，总感到家属和医务人员照顾不周。

### （一）不同类型患者的情绪反应及心理特点

1. 癌症患者的心理表现及特点：首先是有恐惧心理，都知道癌症是"不治之症"，确诊前有怀疑和侥幸的心理，既希望不是癌，又不惜体力和钱财多处寻医问药，而确诊后悲观情绪严重，绝望的心态出现，精神一落千丈，觉得末日就要到了，有的表现坐立不安、行为失常，而有的患者表现不吃不喝、情绪反常，觉得什么治疗都没用，失去治疗的信心。

2. 急症患者的表现及特点。起病急，发展快，病程较短。患者焦虑、紧张、易怒。如急性会厌炎、喉痉挛患者，患者气道阻塞，有窒息感致使患者有濒死的恐怖感。又如鼻腔大出血的患者，温热的血流从鼻和口中涌出，患者有极端的恐惧感，想马上止住血流，而出血点如不在鼻前庭，医生还不易直接看到出血点，止住出血还需要一定的时间，而患者希望诊治迅速，期望值过高，一旦不如意就怒气冲天，情绪难以控制。

3. 慢性患者的心理特点。慢性患者普遍存在失望、悲观、消极甚至有些自卑心理，多数就诊多家医院。病人多数存在看病也白看的心理，对医护人员有疑心，对用药和治疗有戒心，常有一副不耐烦的表情，态度不冷不热，对治疗不报有希望，情绪低落，对医生正确的治疗没有信心，医护人员和患者难以沟通。

4. 头面部畸形病人的心理特点。头面部畸形多见于鞍鼻、歪鼻、一只眼大、一只眼小，眼睑下垂，先天性小耳、无耳及外伤后的面部畸形或烧伤畸形。患者表现出自尊心强、疑心重，很在意周围人群的眼神，对周围的言谈举止表示怀疑，总怕别人谈论和讥笑自己。

5. 不同年龄病人的反应特点。不同年龄患者和不同病情的患者心理反应特点也不一样。如儿童心理反应特点是恐惧、不听话、不易和医生配合，愿意让母亲陪伴。老年人表现对自己病情考虑多、疑心重，对治疗效果和预后顾虑重重，愿意找老医生治疗，爱反复

叙述自己的病情，总怕医生记不住、对自己的病情了解不全面、诊治不彻底等顾虑。

6. 特殊治疗和特殊检查的病人心理特点。鼻出血及鼻腔手术患者行鼻孔填塞时，患者十分痛苦、头晕头痛、张口呼吸、不能吞咽。咽部异物感明显，而且填塞物需压迫 24 h 以上，患者常表现出迫不及待的要求取出，想立即解除痛苦。喉癌放疗的患者常表现口腔及咽部溃疡，疼痛明显，喝水进食都非常痛苦，不能吞咽，颈部皮肤有不同程度的灼烧感，不能洗不能抓，像烧伤样疼痛，甚至连衣服都不能触及。眼睛疾患，手术或双眼敷盖不能视物，心情急躁、爱发脾气，总觉得医护人员的服务不够周到及时，康复心理十分迫切。

**（二）护理措施**

1. 头面部疾病患者的护理措施：针对患者疾病的部位特殊、痛苦大，患者对康复时间要求十分迫切，护士应把握病人的心理反应规律，掌握普遍和个别的规律，抓住主要矛盾，首先解决好关键问题，稳定患者恐惧和急躁情绪，使患者能心平气和地接受和配合治疗，使患者在心理上得到安慰、生活上得到必要帮助。

2. 对癌症患者的护理措施：对此类病人要多方面给予宽容，精神上给予支持，生活上给予无微不至的帮助。对焦虑、抑郁过重的病人注意保密病情，心理上给予开导，使患者情绪上愉快，对恐惧不安的患者要稳定情绪，对悲观失望者要给予适宜的开导，让患者寄予生的希望。对此类患者心理辅导针对性要强，多给予帮助，让病人树立战胜疾病的信心。

3. 对急症患者的护理措施：急症患者心情易急躁，情绪易激动，并对突如其来的疾病没有心理准备，且感到恐慌。护士应细心、耐心地做好病人的心理辅导，首先安慰患者不要恐惧。积极配合医生的检查和治疗，克服烦躁情绪，这样即可以保证及时诊治，又可利于疾病恢复。对急、危、重的病人要给予体贴入微的关怀、照顾，严密观察病情变化，鼓励病人及时反应自己的病情，以免延误诊治，对个别表现情绪化的病人，要本着治病救人的原则，以忍辱负重的高尚品德去感化服务于病人。

4. 对慢性病患者的护理措施：慢性病患者多有悲观情绪，总觉得治与不治没有什么区别，还有的患者经济困难，心理负担重，常常心理很矛盾。针对这类病人护士应给予理解，要以诚相待，应具有同情心，在患者心情不好时，不要计较病人的说话方式，要同情他们、尊重他们，取得病人的信任，将病人当作自己的亲人、聊聊家常、说说心里话，让患者说出自己内心的痛苦和忧伤。再针对这些问题拟订出护理措施，降低患者的心理压力，使患者感到温暖，让患者对生活充满信心，树立战胜疾病的信心，促使早日康复。

5. 对头面部畸形患者的护理措施：病人的容貌直接影响病人的心情，从护士的角度讲，应具有同情心，体谅患者的心情，言谈举止要考虑到病人的心理感受，不要当众谈论患者的缺陷，以免加重患者的心理负担。和病人沟通时注意说话方式和技巧，疏导病人正确对待疾病，积极配合治疗。

6. 对不同年龄段的患者的护理：老年人说话爱重复，疑心重，总怕不被医生重视、治疗不彻底。针对此特点护士应重点的给予理解，和老人交谈时注意将重点写在本上做好记录，让老人放心。对老年患者提出的问题及时准确的给予回答，生活上给予耐心周到、细致的帮助，让他们感到温暖、舒适，愉快的接受治疗。对儿童应像家长一样爱护患儿，使患儿感到亲近，没有恐惧感。

## 二、头颈部脉管疾病治疗护理

脉管疾病包括血管瘤和脉管畸形两大类，血管瘤在新生儿的发病率为 1.1%~2.6%，1岁时发病率高达 10% 的，其中 35%~60% 的发生在头颈部。虽脉管性疾病属于良性病损，但发生在颌面部的病变不仅导致严重的容貌毁损，还可能因为阻塞呼吸、消化道而有碍发音、进食，甚至导致出血、窒息并危及生命。

### （一）血管瘤治疗方法

1. 激素治疗。适用于增殖期血管瘤的治疗，常规使用泼尼松，按 4~5 mg/ kg 体重计算，隔日晨起顿服，持续 8 周，第 9~10 周减量一半，第 11 周每次 1 片，至第 12 周结束为一个疗程。一般可给药 2~3 个疗程，间隔 4~6 周。应向家属交代说明药物可能导致的不良作用，并注意随访。

2. 干扰素治疗。α－干扰素可作为治疗 Kasabach– Merritt 综合征的一线用药，也可作为治疗病变侵犯主要脏器（如眼）或腔道（如鼻腔）而严重影响功能、危及生命，或生长在四肢、有导致截肢危险并经激素治疗无效的重症婴幼儿血管瘤的二线用药。给药途径是皮下注射，剂量可按体表面积计算 300 万 U/ ㎡。一般观察 7~10 个月，若有不良反应立即停药。

3. 平阳霉素治疗。平阳霉素适用于经激素治疗疗效不佳，或就诊时已超过血管瘤自然消退年龄者。剂量和给药途径：婴幼儿局部注射剂量不超过 2 mg/ 次。大面积血管瘤可分点注射，隔 1~2 周重复注射，总剂量不宜超过 30~40 mg。

4. 压迫治疗。主要适用于易于安放弹性气袋的四肢、躯干、乳腺等部位血管瘤的治疗。据研究表明，气压疗法对血管瘤有确切疗效，能明显促进和加快病变的消退，治疗过程不影响器官功能，外观也较自然消退为好。

5. 手术治疗。主要是对血管瘤消退后所遗留的畸形实施外科整形。

### （二）脉管畸形治疗方法

1. 激光治疗（PDT）。激光治疗可选择性地消除病变部位的异常颜色，适用于微静脉畸形的治疗。目前主要使用氪激光和溴化亚铜（铜蒸汽）激光，光敏剂为 PSD–007 或 HPD。选择合适波长的激光照射，使激光波长与光敏剂的最大吸收峰相匹配，组织达到最大吸收量，从而获得最佳疗效。

2. 硬化剂治疗。其目的是控制病变。常用硬化剂为 5% 的鱼肝油酸钠（1 次不超过 5 mL）、平阳霉素（1 次不超过 8 mg）；平阳霉素硬化治疗微囊性或大囊性淋巴管畸形疗效很理想。

3. 介入栓塞治疗。采用 Seldinger 技术穿刺股动脉，选择或超选择栓塞颈动脉分支，对动静脉畸形的供血动脉进行栓塞，适用于动静脉畸形的治疗。

4. 手术治疗。局限的静脉畸形可采用手术切除。范围广泛者，可在注射硬化剂后部分切除以矫正外形。多个或面积较大静脉畸形切除后的组织缺损，可用植皮或皮瓣修复。

（三）护理

1. 非手术治疗护理

心理辅导：药物治疗一般在门诊注射，患者血管瘤面积较小，婴幼儿较多。因此，门诊注射室室内布局需体现人性化服务的特点。门诊护士要热情接待患者，根据其年龄及心理特点做好心理辅导，并对其家属做好解释工作，介绍治疗中及治疗后的注意事项，在治疗过程中可能出现的问题，如局部肿胀、疼痛出血及黏膜坏死等症状。同时讲清楚出现上述情况时的治疗及抢救对策，消除患者的紧张恐惧心理，以最佳的心态积极配合治疗和护理。

注射前物品准备：选用 5 号针头注射器、消毒用品、急救药品及器械。根据患者年龄、血管瘤部位、大小及类型确定用药量，注射中护士多与患者交谈，转移其注意力。拔针后按压 5~10 min，尤其是对多点注射要做好局部按压，防止药物流出及出血。

病情观察：头颈部血运丰富，局部注射后，肿胀明显，一般 1~24 h 最严重，3~5 天均能减退或消失。口腔部的血管瘤尤其是口腔舌根、口底血管瘤注射后易发生呼吸道梗阻，造成呼吸困难，甚至窒息。治疗中需密切观察皮肤的颜色，黏膜坏死、脱落的程度及有无针眼出血疼痛。注射后颌面部冰袋加压冷敷，口腔内含冰块以减轻疼痛，消除组织水肿，减少出血。尤其是口腔内瘤体注射后，易导致活动功能受限，自洁能力下降，特别是口腔内瘤体较大或注射后出现黏膜脱落，给予生理盐水或 1.5% 的双氧水漱口，以防继发感染。鼓励患者多饮水及进高蛋白、高维生素、高热量饮食，以增加抵抗力，促进康复。对患儿及家属做好治疗后局部护理指导，特别是注射部位应保持清洁干燥。注射后 4~5 天血管瘤瘤体表而逐渐形成黄色结痂，嘱患儿不可用手去抓，待自行脱落，1 个月后来院复诊。

2. 手术治疗护理

（1）术前准备。头颈部血管瘤因瘤体破坏影响了容貌，患者易产生自卑感、恐惧感，对手术治疗有不同程度的怀疑心理。多数患者对治愈存有过高的期望值，但对手术过程感到焦虑、恐惧，护理人员应做好术前心理辅导，努力改变患者的焦虑心理，激发患者及其家属的能动性，转换不良心境。向患儿及家属进行评估心理状态，制订有效的护理计划，展示其他患者治疗显著的图片，树立战胜疾病的信心，提高患者自控和自我调节能力，以良好的心态对待疾病，接受治疗。

（2）特殊准备。需要组织瓣移植的病例术前需充分做好移植皮瓣供区和受区准备，确保完整无损伤。采用术前3天，每天用10%的肥皂水清洗皮瓣供区，3次/天，术前1天再次清洁备皮，用75%的酒精消毒，无菌巾包扎，局部系以红带以警示，避免损伤。在常规护理的基础上，通过对患者进行宣教及和患者沟通等方式，可增加患者的舒适度，减轻术前心理负担，更好的配合手术。特别是对口腔手术患者，指导患者用非语言方式的交流，如手指示意训练等，以利于术后护患交流。

（3）术后护理。①体位：一般患者清醒后保持良好体位，对皮瓣移植的患者，采取头偏向患侧，以确保移植皮瓣不受牵拉。麻醉清醒血压平稳后保持良好体位，取半卧位，以减轻头颈肿胀，有利于头颈静脉回流及预防肺部感染。②引流：对局部引流保持有效吸引，避免引流管受压、曲折，并观察单位时间内引流量、颜色，并做好记录。③饮食：术后给予高蛋白、高热量、高维生素饮食，保证每日热量，术后张口活动障碍，吞咽受限，使大量的分泌物潴留口底而影响内创面愈合。术后5~7天采用鼻饲法，同时用1%的过氧化氢擦洗，洗必泰溶液漱口，漱口液不宜过凉，以防止液体过冷刺激而影响皮瓣血流，导致循环障碍。

3. 不良反应护理

（1）口腔炎：平阳霉素的不良反应主要有口腔炎、发热、胃肠道反应、色素沉着等，其中口腔炎发生率占23.73%。多因口腔内血管瘤进行瘤腔内注射时，高浓度平阳霉素在口腔局部除产生治疗性无菌性炎症外，还对周围组织产生刺激性作用，尤其是多点注射易造成口腔完整性受损、口腔局部肿胀、刺激口腔分泌物增多等因素而引起口腔炎，多发生唇部、颊下黏膜、腭咽部、舌等部位。手术前后评估口腔黏膜状况，采用口腔评估表，进行评估分。0分为较好，5分较差，8分表示很差，分值0~10分，分值越高越表明需要加强口腔护理。措施：①术后常规检查口腔黏膜状况发现问题及时处理。②干扰素有提高免疫力的作用，局部湿敷可使溃疡组织直接吸收，饭前饭后注意口腔卫生处置。③用中药雾化入疗法，可使药物直接到达口腔黏膜，抗炎、止痛、改善微循环，促使黏膜修复。④利用氧化电位水（EOW）含漱，可使口腔内病原菌的数量显著降低。EOW具有氧化和杀菌作用，对黏膜无刺激，为环保消毒剂，具有安全、可靠、不产生耐药等优点。

（2）发热护理：平阳霉素注射后引起发热，可能在于它能激发体内热源的释放。对体温过高的可给予百服宁退热剂，解热贴敷前额，并做好对高热的护理及对症处理。现采用平阳霉素后基本上无发热反应的出现。

（3）手术相关并发症：包括皮瓣坏死和面神经损伤等，行主瘤体切除时应注意面神经的走行，尽量避免损伤。术后密切观察血运情况，局部应用频谱治疗仪，以保持局部血运温度，有利于创面愈合。在皮瓣环形包扎敷料中央部开小窗，并做到：一看肤色，如皮瓣区发绀揭示静脉危象，苍白则揭示动脉危象；二触摸皮瓣温度，如肿胀、皮温低则为静脉危象；三测毛细血管充盈时间，正常为 2 s 左右。若小于 3 s 恢复为阴性，大于 3 s 则为阳性，揭示动脉危象，应及时报告并配合医生查明原因对症处理。当患者局部皮瓣色泽为暗红色，皮肤温度明显下降，皮瓣肿胀、毛细血管反应缩短或消失时，应考虑静脉危象，常见原因为环形敷料包扎过紧，血管痉挛或血肿，蒂扭转，血栓形成等，应分析原因及时纠正。处理：打开敷料观察有无皮下引流不畅，积血压迫血管等。当皮瓣张力过大时，可拆除部分缝线，给予解痉药物。如皮瓣部分起水泡、发暗提示有坏死倾向，可用酒精湿敷，同时给予有效抗生素以免感染。

（4）其他不良反应：注射时询问患者有无药物过敏史，尤其是对青霉素、抗生素有过敏者禁用。同时需备好急救药品器械，一旦发生过敏及时进行抢救。皮肤反应主要表现为皮炎、皮疹，在治疗多发性血管瘤时，瘤腔内产生无菌性炎症，导致结缔组织增生，可使瘢痕体质的个体局部皮肤增厚、色素沉着。在注射同时给予地塞米松可以预防。对已发生的皮肤反应，可用地塞米松软膏外涂，2 次 / 天。

头颈部脉管疾病的治疗方法较多，无论采取哪种治疗方法，首先要明确诊断及分型。治疗前做好健康教育及心理辅导，解除患者思想顾虑，取得患者及其家属的配合；严密观察病情变化，对不良反应及时采取有效的护理对策。同时护理人员在整个治疗过程中充分体现人文关怀、个体化护理的原则，帮助患者及其家属密切配合，有利于疾病康复，提高治疗效果。

## 三、气管切开术后头颈部的护理

作为一项成熟的手术，气管切开成功率已不是问题，但涉及患者完全康复，术后的头颈部护理显得特别重要。保持头颈部清洁，减少气管切开患者切口感染机会，减少并发症，还可以促进头颈部血液循环，使患者感到舒适，对患者的康复起到了积极作用。规避术后常见问题，强化康复技能是护理人员和患者应共同努力的事情。

### （一）气管切开术后常见问题及原因分析

#### 1. 大出血

感染、压迫和感染兼有压迫是导致气管切开术后大出血的三大原因。术中及术后操作不当也可能潜在的导致大出血，术中止血不彻底和缝线脱落造成术后出血，术后气管套管移位对气管壁的压迫造成气管壁溃疡、出血。相关因素还有吸痰操作不当，选用套管不当，气管内感染，医务工作者对并发症认识不足，气管直接与外界相通致气道干燥，血管位置变化被套管外口割伤。

2.脱管

手术切口不当、套管选择不当；手术结束时系带过松；颈部肿胀消退而系带未能随时收紧；套管下纱布过厚；患者意识朦胧中自行拔管；医护人员操作不当致外套管拔出等，都有可能导致脱管的发生，其发生率为0.7%~3.4%。

3.皮下气肿、纵膈气肿和气胸

皮下气肿多因软组织分离过多、切口较小或缝合过紧所致，自气管套管周围逸出的气体沿切口进入皮下组织间隙并蔓延，可达头部、胸腹及大腿内侧；纵膈气肿和气胸多因手术中切破胸膜或使用机械通气设备所致。患者呼吸困难用力吸气，胸内负压增高，手术时未行气管插管，没有有效缓解或解除气道阻力，空气顺创面进入颈部筋膜组织，吸入深筋膜形成纵膈气肿，进入浅筋膜形成皮下气肿。

### （二）常见问题的头颈部护理措施

1.预防出血的头颈部护理

术后要严密观察，预防无名动脉致死性出血。气管切开术后观察切开的位置是否过低，尤其小儿在护理时要小心谨慎，活动头颈部应呈直线，头不能过度后仰，不要扭曲。床头备好急救器材，发现出血先兆要及时报告医生进行抢救。选用大小合适的套管，严格消毒，无菌操作；护理操作精心，避免粗暴；定时消毒套管，防止误吸，避免感染；痰多、质稠予祛痰药物，定时翻身拍背；保持呼吸道经常湿化，防止干燥；发现血痰或痰中带血时，及时采取治疗措施；合理使用抗生素。

2.防治脱管的头颈部护理

气管切开患者活动时，应注意和身体保持在一条直线上，防止活动影响到气管套管口，造成刺激或气管套管脱出而发生呼吸困难。枕头不宜过高，保证头颈部功能位，避免过度牵拉，以免引起气管套管阻塞。

3.预防皮下气肿、纵隔气肿和气胸的头颈部护理

对于皮下气肿，应密切观察病情变化，及时发现并立即报告医生，剪除伤口缝线，避免气肿区域扩大。皮下气肿可与纵隔气胸同时发生，故应细心观察患者呼吸、循环变化，以免延误病情。纵隔气肿较严重时可切开或穿刺排气，如为张力性气胸，应放置闭式引流。同时护理操作应轻，吸痰动作不可粗暴，吸痰导管不可过粗，吸引负压不可过大，导管在气管内的停留时间不可过长，否则，会引起患者剧烈咳嗽而使肺内压剧增，进一步加重纵隔气肿和气胸的程度。

### （三）日常护理要点

1.头部口腔护理

每日早晚为病人做口腔护理各1次，每次口腔护理均选择适应的口腔清洗液，一般可

用生理盐水。定时吸痰，吸痰时口腔和气道吸引管必须分开使用，严格无菌操作。定时翻身拍背，每日行温水擦洗，保持皮肤清洁，做好切口及创口的护理，尽量减少各种并发症的发生。

2. 颈部套管部护理

在护理过程中，一定要注意为患者翻身、叩背，间隔时间为 2 h，同时对患者颈部和套管位置进行细致地检查，确保套管处于自然正中位，防止出现扭曲挤压、脱出、位置不当等不良情况发生，预防气道损伤出血以及呼吸困难情况的发生，气管套管系带采用死结，合理调整其松紧度，在切开术后最初几天，每班对其进行检查，预防套管脱落的发生，此时窦道还未形成，一旦发生脱落，则难以再次插入。同时严格执行操作规程中的相关固定，对内套管进行消毒和更换。

3. 吸痰护理

护理人员严格遵守无菌操作技术，吸痰时，口腔和气道吸引管必须分开使用，吸引气道分泌物时，吸引管应用镊子夹取；每次吸引用的吸引管、溶液碗须经消毒后再用。严格无菌操作，做到一人一管定时消毒。

4. 医护人员护理要点

作为专业的护理人员，应该熟练掌握气管切开术术后头颈部护理知识。医院应当定期培训护理人员，并进行医德教育，培养高水平、高责任感、高品质的护士团队。在护理过程中耐心对待，悉心照料，专心工作，具有不怕苦累，不辞辛苦的精神。这样使护理工作顺利高效完成，在人为因素上充分满足头颈部护理要求。

气管切开术后有一定概率会发生各样的并发问题，这可能由于手术前准备不足，患者不配合；手术中操作不当、套管选择不合适；手术后护理不到位、观察病情不细致、无菌观念不强、消毒隔离不严、用药不合理等。为解决此类问题，需要保证医生熟悉手术解剖部位，规范手术操作，选择适宜的套管，合理用药；术后护理人员严密观察病情，严格消毒隔离，确保头颈部护理达到要求。

# 第二节　胸部损伤患者护理

## 一、严重胸部损伤病人的急诊护理措施

### （一）严重胸部损伤的临床症状

1. 胸痛。胸部损伤的主要症状是胸痛，常位于受损处，伴有压痛，呼吸时加剧。

2. 呼吸困难。胸部损伤后，使胸廓活动受限，呼吸浅快，血液或分泌物堵塞气管、支

气管，肺挫伤导致肺水肿、淤血；气胸、血胸致肺膨胀不全，导致呼吸困难，多根多处肋骨骨折，胸壁软化引起胸廓反常呼吸运动，更加重呼吸困难。

3. 咯血。大支气管损伤者，咯血量较多，且出现较早，小支气管或肺泡破裂，出现肺水肿及毛细血管出血者，多咳出泡沫样血痰。

4. 胸膜腔内大出血将引起血容量急剧下降，大量积气特别是张力性气胸，除影响肺功能外尚可阻碍静脉血液回流，心包腔内出血则引起心脏压塞，这些都可以使病人陷入休克状态。局部体征因损伤性质和轻重而不同，可有胸挫裂伤、胸廓畸形、反常呼吸运动、皮下气肿、骨摩擦音、伤口出血、气管和心脏移位现象，胸部叩诊呈鼓音或浊音，听诊呼吸音降低或消失。

### （二）合并失血性休克的急救护理

1. 止血和及时地伤口处理：开放性胸部损伤的病人往往有活动性出血，因此病人来急诊科时护理上要配合医生给予病人及时有效、妥善的伤口包扎和止血处理。

2. 迅速建立有效静脉通路：创伤性出血性休克病人，有效循环的血量均有不同程度地减少，应迅速建立静脉通道，静脉选择近心端穿刺，对穿刺困难者应及时行中心静脉穿刺置管或静脉切开。

3. 护理要点：及早发现休克早期症状，在护理上要着重观察的要点如下：(1) 神志与表情：创伤和失血早期，机体代偿功能尚好，病人神志一般清楚。随着休克加重，进入失代偿期，病人病情加重可出现神志的改变。因此，要严密观察病人神志与表情。(2) 脉搏、血压与脉压差的观察：休克初期，脉搏加快，随着病情的进展，脉搏细速出现心率不齐，休克晚期，脉搏微细缓慢，甚至摸不到。严密观察脉搏与血压的变化是抢救休克的关键。(3) 呼吸及尿量监测：大部分休克病人均伴有呼吸频率及幅度代偿增加。尿量的监测是护理工作中观察、判断肾脏毛细血管灌流量的一项重要指标。

### （三）合并创伤性血气胸的急救护理

创伤性血气胸病人由于胸腔内大量积血积气，压迫侧肺和纵隔，造成纵隔移位或纵隔摆动，应迅速排出胸腔积血、积气。当病人胸腔内大量积血、积气，使气管移位，肺脏被压缩 30% 的以上，引起呼吸、循环衰竭，应在抢救休克的同时立即给胸腔闭式引流并加强引流管的护理。保持引流管通畅，每 2 h 挤管 1 次，以防血凝块阻塞。观察引流液的性质、量及颜色，并正确记录。如每小时引流量超过 300 mL，持续 3 h 以上或引流的血液很快凝固，应考虑有活动性出血的可能，应及时报告医师，采取紧急开胸手术处理。观察胸腔内气体排出情况：如 24 h 以后的时间内，平静呼吸时，引流管内仍有大量气体逸出，则考虑有支气管断裂或肺组织破裂的可能；如咳嗽或深呼吸时有大量气泡逸出，且水柱波动大，应考虑有肺泡破裂或胸腔内有大量残留气体的可能；如咳嗽时无气泡逸出，水柱波动不明显，听诊伤侧呼吸音清，表明伤侧组织膨胀良好，可考虑拔管。

### （四）严重胸部损伤的呼吸管理和护理

建立人工气道：使用呼吸机的前提是建立人工气道，最好选用经鼻气管插管，因为胸外伤病人绝大多数神志清醒，经鼻插管具有易于固定、易于吸痰、易于口腔护理及易于呼吸机连接且较易耐管等优点。急性创伤性出血性休克病人，有效循环血量均有不同程度减少，应迅速建立静脉通道是抢救成功的关键。同时应边抢救休克边做术前准备，争取时间止血、抗休克、测定血压、中心静脉压（CVP）、尿量等变化，并作为输液输血的指南，及时观察治疗效果，及早纠正各种并发症。

胸部外伤中，血气胸的发作占 70% 的以上，血气胸可单独发生，也可以发生于合并其他类型的胸部外伤，如穿透或闭合的胸壁损伤、肋骨骨折、纵膈伤、胸膜联合伤、胸部异物以及挫伤窒息、损伤性湿肺、爆震伤、所谓的闭合胸伤三大综合征等伤均可合并血气胸。因此，对任何一个胸部外伤的伤员，都要检查有无血气胸。大量出血或高压积气的严重血气胸是胸部伤死亡的主要原因之一，必须紧急处理。

胸部肋骨骨折往往是由于车祸、工伤事故等造成，在胸部创伤中最常见，而其合并血、气胸的发生率高达 75% 的，后果较严重，如观察抢救不及时，可因失血性休克、窒息、呼吸衰竭而死亡。

严重胸部外伤往往引起呼吸循环紊乱，严重威胁病人的生命安全。因此，不但要积极抗休克、保持呼吸道通畅，而且要保护重要脏器的功能，对于合并有出血性休克、血气胸、呼吸衰竭等严重并发症者应给予及时正确的救治，而护理上对病情的详细观察、密切配合医生抢救等对于严重胸部损伤病人的救治有着重要和关键的作用。

## 二、胸部损伤病人的排痰护理

肺部感染是胸部损伤后常见的并发症之一，而呼吸道畅通是维持良好肺功能的保证。为了及时有效地协助胸部损伤病人清除呼吸道内的分泌物，采取了如下排痰措施与护理。

1. 叩背震动排痰法

通过改变病人体位，同时叩击背部震动支气管内痰液以达到排出目的。拍背方法：操作者五指并拢，掌指关节屈曲，指腹与大小鱼际肌着落，利用腕关节用力，由下至上，叩拍背部，同时鼓励病人有意识地把痰咳出。

2. 湿化雾化排痰法

（1）湿化病室的湿度与肺部感染有着极其密切的关系，若长时间吸入干燥的空气会使气管内分泌物黏稠度增加造成堵塞而导致肺部感染。湿化充分时，即使是没有咳嗽反射的昏迷病人，也可靠活跃的纤毛运动和积极的呼吸道吸引来保证有效的呼吸道分泌物引流。方法：用盐水纱布 2~3 层盖在病人口鼻处或气管外套管开口处，一般 1~2 h 更换一次；庆大霉素和糜蛋白酶加入生理盐水，气管内定时滴入，鼓励意识清醒的病人少量多次饮水，均可收到良好效果。

（2）雾化法利用超声波雾化器使药液随病人吸气到达终末细支气管及肺泡，达到消炎、湿化气道黏膜，稀化痰液和解除支气管痉挛的作用。药液可根据病情调节，每日 3~4 次，每次 15~20 min。

3. 刺激咳嗽排痰法

若病人咳嗽无力或因怕痛不合作时，可采用刺激咳嗽排痰法。操作者在病人吸气终末时，用拇指或食指稍用力向内压在胸骨柄上窝的气管，并同时横向滑动来刺激气管引起咳嗽反射。通过对 28 例病人用此种排痰法，效果较好。

4. 电动吸引排痰法

经过上述排痰措施，痰液人多数已从肺泡周围进入气道，此时鼓励并指导病人有效地咳嗽排痰、嘱病人深呼吸在呼气的 2/3 时咳嗽重复数次。因深呼吸可带出少量肺底分泌物，配合咳嗽可产生痰液运动及咳出的效果。若病人仍不能有效地自行排痰时，可采用电动吸引法帮助病人排痰。吸痰前选择粗细合适的一次性吸痰管，成人 14~16 号，儿童 10~12 号，气管切开病人吸痰管与气管内套管直径比约为 1∶2~3，吸引负压一般为 10.6~16.0 kPa，l~2 h 吸引一次，并且每次持续时间不超过长，否则不仅易损伤呼吸道黏膜，还会刺激呼吸道使分泌物增多。

5. 心理辅导

当损伤严重而病人意识清楚时，可发生惊恐、焦虑、抑郁或紧张等情绪变化，而这些心理不利于痰液的排出。因此在做上述护理操作时要尽量做到动作轻稳，减轻病人的痛苦，耐心倾听病人对病情的倾述，了解病人对疾病治疗的态度，从而增加病人的信任度和安全感，经过说服，病人均能积极配合使痰液排出顺利。

采取正确有效的排痰方法，可保持呼吸道通畅和维持有效的通气量，可以预防和减少由于缺氧、一氧化碳储留、细菌感染和分泌物不易排出等原因造成的肺功能损害和肺部并发症，它是抢救成功的关键，也是胸部损伤病人护理的关键。

## 三、闭合性胸部损伤的观察及护理

胸部损伤多由于交通事故、坠落、钝器伤等特大暴力所致，轻者有胸壁软组织挫伤、单纯肋骨骨折，重者可发生连枷胸、胸内脏器或血管损伤，还可能造成隔肌破裂或腹内脏器破裂等严重复合伤，纵助摆动、反常呼吸运动等。病情往往较重，易引起呼吸、循环紊乱，甚至危及生命。

（一）观察要点

1. 意识状态

意识的改变可以反映机体尤其是脑缺氧的程度。通过与病人对话来判

断其意识状态、反应程度、能否正确表达病情等。如病人神志清楚、对答切题、呼吸平稳说明机体无缺氧情况。反之，病人由兴奋、烦躁转为淡漠、迟钝甚至昏迷，说明机体缺氧加重。

2. 注意生命体征变化

胸部损伤病人由于肺挫伤，胸腔积血积气可影响到呼吸及循环功能。使用床边监护仪观察血压、脉搏、呼吸及心率、心律。观察血压变化必须进行前后对比，尤其注意脉压差的变化，才能及早发现休克发展的趋向。对原有高血压的病人，若收缩压较原水平下降30% 的以上时，应考虑休克存在。观察脉搏应注意速率、节律改变。在休克纠正过程中有时血压虽低，但脉搏有力，表示病情有所好转。观察呼吸应注意频率、节律，有无呼吸困难和反常呼吸，有无痰鸣音，听诊呼吸音是否清晰和对称。

3. 重视病人的主诉

观察胸部体征，询问有无胸痛、胸闷、心慌等。胸痛的部位和性质，注意前后对比，胸痛胸闷程度及性质有无加剧。观察胸廓活动度是否对称，有无反常呼吸运动，肋间隙是否饱满，特别要注意观察有无气管偏移和皮下气肿的存在。

4. 血氧饱和度和尿量

由于血气胸、肺挫伤、休克等均可使病人通气、换气功能障碍，导致氧分压下降。又由于患者存在意识障碍或外伤所致疼痛，不能主动咳嗽排痰，使呼吸道分泌物增加，极易造成呼吸道阻塞，甚至窒息，造成低氧血症。对于伴有休克病人，尿量是反映休克状况及重要器官灌注的一个重要指标。

5. 胸腔闭式引流装置的观察

安全有效的胸腔闭式引流是迅速排除血气胸的重要措施。应注意观察引流管是否继续排出气体和液体，以及通气管中的水柱是否随呼吸上下波动，必要时请病人做深呼吸和咳嗽时观察。同时，观察引流夜的性质、颜色、容量及速度。

（二）护理措施

1. 心理辅导

应激状态的延续会破坏人的生理保护机制，不良情绪不利于患者的治疗与康复。胸痛对疾病的恐惧等均可影响病人的思想和情绪，护理人员应针对性地进行疏导，给予安慰和鼓励；同时请患者家属配合，提供良好的家庭及社会支持系统。从而调动他们的自身积极性，提高信心，以利于康复。

2. 解除呼吸道梗阻

纠正低氧血症及时清除口腔及咽喉部血块、呕吐物、分泌物，必要时用舌钳牵出后坠的舌根或托起下额，使呼吸道通畅。必要时行气管插管或气管切开，给予氧气吸入或提高吸氧流量及呼吸机辅助通气，保证机氧气供应。

3. 体位

对于严重肺挫伤或支气管断裂病人，禁忌健侧卧位，以防伤侧积血流入健侧支气管引起窒息。休克或昏迷病人应取平卧头侧位，以防血块、呕吐物、分泌物堵塞呼吸道引起窒息。血压平稳无禁忌的患者可取半卧位，以利于引流及积气、积液吸收。

4. 纠正休克

对于低血容量性休克，需尽快恢复循环血量，为施行手术赢得时间，迅速建立两条以上静脉通道，给予快速补液、配血输血，及时补充有效循环血量，根据心电监护和血流动力学监测结果及时调整补液量，补液速度。对于心包填塞的患者要分秒必争，迅速协助医生行心包穿刺，缓解心包压塞力，改善循环功能。

5. 胸部护理

连枷胸因反常呼吸严重影响有效通气，可将棉垫置于肋骨凹陷处，并用胸带固定好，控制其反常呼吸。合并血、气胸放置胸腔闭式引流管病人要保持引流通畅，严密观察，避免引流管受牵连、扭曲。记录每小时引流量，观察气泡逸出情况。每天更换引流瓶内用水，保持无菌，并注意保持引流口敷料清洁干燥。

6. 鼓励病人

咳嗽促使痰液排出，病人常因胸痛害怕翻身、咳嗽及深呼吸，给护理工作带来一定难度，同时也增加了肺部感染、肺不张等并发症的发生率。可给予适量药物镇痛，同时做好健康教育，帮助病人克服害怕疼痛而敢咳嗽心理，教会病人正确咳嗽排痰方法。行雾化吸入，给予祛痰药物使痰液变稀薄；翻身活动时避免推、拖、拉，防止过度牵拉胸管及过度患侧卧位。通过采取以上措施，患者都能逐渐适应由于创伤带来的各种不适，肺部并发症明显减少。

7. 其他

给予高蛋白、高热量、高维生素食物，保证机体在高分解代谢状态下营养供应，提高抗病能力，促进伤病恢复。锻炼呼吸功能，鼓励患者咳嗽，深呼吸（可以让患者进行吹气球练习）。注意肺功能锻炼要循序渐进，控制在患者体能能承受的范围内。

创伤性胸部闭合伤是急诊常见的创伤疾病之一。优先处理危及生命的损伤，保障通气和循环，积极抗休克；同时及时行胸腔闭式引流、控制反常呼吸和呼吸机辅助通气是其主要治疗手段。而护理质量的高低，对疾病的预后起到重要作用，严密观察病情变化有利于早期发现危及生命的并发症，及时给予合理处理对挽救病人生命，提高治愈率起到积极作用。

# 第三节　腹部损伤患者护理

## 一、急性腹部损伤患者的护理

腹部损伤的发病率在平时约占各种损伤的0.4%~1.8%,。也是创伤外科常见的疾病之一。

腹部损伤可分为开放性和闭合性两类。开放性损伤有腹膜破损者为穿透伤(多伴内脏器官损伤),无腹膜破损者为非穿透伤(偶伴内脏器官损伤);其中投射物有入口、出口者为贯通伤,有入口无出口者为盲管伤。闭合性损伤可能仅局限于腹壁,也可同时兼有内脏器官损伤。此外,各种穿刺、内镜、灌肠、刮宫、腹部手术等诊治措施可导致一些医源性损伤。闭合性损伤具有更为重要的临床意义,开放性损伤即使涉及内脏器官,其诊断常较明确,但如体表无伤口,要确定有无内脏器官损伤,有时是很困难的。

对于腹部开放性的损伤,首要现场急救的原则是:先重后轻,先抢救生命,无菌包扎,切忌回纳,禁食禁水,下肢半屈,酌情止痛。它的临床表现是:腹部伤口剧痛,急性腹膜炎,休克征象,在给病人做必要的心理安慰的同时,要迅速建立静脉通路,严密观察患者的生命体征及疼痛情况,密切配合医生,抢救患者生命。

对于闭合性的腹部损伤,首要判断有无内脏的损伤,不能随意搬动患者,不能随意使用止痛药,以免误诊。主要的诊断依据:持续性腹痛、恶心、呕吐常为腹内脏器伤的一般表现。腹膜刺激征、移动性浊音、肠鸣音减弱或消失是腹内脏器伤的重要体征,体征最明显处,常为损伤所在。实质性脏器损伤,主要是内出血的表现,如皮肤黏膜苍白、脉搏增快、血压下降等,并可伴有腹膜刺激征。空腔脏器破裂,主要为腹膜炎的表现,有强烈的腹膜刺激征。X线检查,膈下可有游离气体。诊断性腹腔穿刺或腹腔灌洗获得阳性结果。B超、CT或MR检查,对实质性脏器伤可确诊。腹腔动脉造影,腹腔内出血有阳性结果。

无论是开放性损伤还是闭合性损伤,最关键的是要看有无腹腔脏器的损伤。

对无内脏损伤的治疗原则及护理措施是:严密观察病情,半坐卧位,禁食水,胃肠减压,补液输血,防止感染,尽快做好术前准备。

各种外伤是造成急性腹部损伤的重要因素之一,所以作为护士,应该向患者作必要的健康宣教,宣传劳动保护,安全生产,遵守交通规则,防止意外损伤,腹部损伤后要及时确诊,以免贻误病情,保持大便通畅,防止暴饮暴食,出院后如有腹胀腹痛,应及时复查,防止腹腔脓肿的可能。

## 二、腹部损伤病人术后潜在手术部位感染的围手术期护理

手术部位感染（SSI）是指围手术期发生在切口或手术深部器官或腔隙的感染，如切口感染、腹腔脓肿、腹膜炎等。

1. 术前护理

（1）病情观察。严密观察病情，监测病人生命体征，并详细记录。严密观察病人的腹部症状、体征及全身情况，警惕感染性休克的发生。病人出现恶心、呕吐、腹胀、腹痛加剧、体温升高、脉快、呼吸深、血压下降、肠麻痹等中毒性休克，应迅速建立静脉通道，及时给予补液抗感染、抗休克，纠正酸碱失衡。必要时进行胃肠减压，减少可能存在的肠液外漏。积极做好术前准备，力争早期手术。

（2）术区皮肤准备。皮肤的清洁是预防切口感染的重要环节。及时清洁手术区域，并剃除切口周围 15 cm 范围内的毛发；腹部开放性损伤对已脱出的脏器，应保护覆盖，切忌还纳，以防污染腹腔。并在严密监测全身情况下，进行清创手术准备。

（3）术前预防性应用抗生素。腹部损伤病人手术切口属 II~IV 类手术切口，是预防性应用抗生素的适应证。其主要感染病原菌是革兰阴性杆菌，因此临床大多使用第一代头孢菌素，如头孢呋辛等；复杂、易引起感染的大型手术可应用第三代头孢菌素，如头孢曲松等；下消化道手术多有厌氧菌污染，应用的抗生素须同时覆盖厌氧菌，一般是在第一、第三代头孢菌素基础上加用针对厌氧菌的甲硝唑。术前应遵医嘱静脉给药，30 min 内静脉输注完毕，为达到有效浓度不宜缓慢静脉输注。如病人急需进手术室，未静脉输注的液体应与手术室护士床头交接，在术中静脉输注。

（4）心理支持。腹外伤病人常因剧烈腹痛，处于痛苦状态下，此时体内皮质类固醇明显增加，可使大量促肾上腺皮质激素和肾上腺类固醇被释放出来，以致出现抑郁症状。同是，情绪变化可通过下丘脑及其控制分泌的激素影响免疫功能，从而减低机体对病毒、病菌、过敏物质的抵抗力而致病。另外，也降低了病人对手术的耐受性，增加手术后发生合并症的机会。因此，术前护士应与病人沟通，解除其恐惧、抑郁心理，使其处于最佳心理状态接受手术，降低术后产生并发症的机会。

2. 术中护理

（1）术中配合。切口的感染与失活组织多、残留有异物、血块、死腔、手术暴露时间关系密切。手术室巡回、器械护士应根据手术方式准备台上、台下用品，术中严格遵守无菌原则，保持手术野及器械的整洁、干燥，敏捷细致的配合手术医生操作，做到爱护组织，彻底止血，预防术后伤口感染及并发症的发生，提高手术成功率。

（2）术中抗生素的应用。对术前已发生细菌污染（如开放性创伤）病人，血清和组织内

抗菌药物有效浓度必须能够覆盖手术全过程。常用的头孢菌素血清半衰期为 1~2 h，因此，如手术延迟到 3h 以上，或失血量超过 1500 mL，应补充 1 个剂量，必要时还可用第 3 次。如果选用半衰期长达 7~8 h 的头孢曲松，则不必追加剂量。

3. 术后护理

（1）病情观察。观察病人的生命体征、腹部症状和体征的变化。注意病人腹痛、腹胀的改善程度，排气、排便等情况。必要时及时做实验室或其他检查。密切注意术后各种并发症，若病人出现腹部胀痛、持续发热、血白细胞计数增高，腹壁切口红肿，或腹腔引流管或引流管周围流出较多带有臭味的液体时，应警惕腹腔内或切口感染，及时报告医生进行处理。

（2）体位。术后病人麻醉完全清醒后，改为半卧位，以利引流及炎症局限。

（3）伤口护理。严格无菌操作，接触病人前后洗手，经常观察伤口敷料，保持切口周围清洁、干燥。每天更换伤口敷料，观察伤口愈合情况。并嘱病人不可随意揭开敷料或用手触摸伤口。

（4）引流管的护理。妥善固定腹腔引流管，保持引流通畅，避免受压、折叠、扭曲或滑脱，造成引流管效能降低；注意观察并记录引流液的颜色、性状及量，有异常及时报告医生，每天更换引流袋，必要时随时更换。

（5）术后应用抗生素。术后按医嘱继续选用抗生素，防止腹腔内感染。正确使用抗生素和退热剂，控制探视人员，预防交叉感染。密切监测病人体温，术后 7 天内每天测体温 4 次，病人体温 > 38.5℃时，或体温持续升高时，应及时报告医生，必要时进行药敏试验，选用有效抗生素直至感染消除。

手术部位感染的发生与术野所受污染的程度有关，腹部损伤病人术后发生手术部位感染与手术切口有密切关系。有资料显示，清洁切口感染发生率为 1% 的，清洁——污染切口为 7% 的，污染切口为 20% 的，严重污染——感染切口为 40% 的。术前在医生判定预防应用抗生素时，护士应根据医嘱，在严格无菌操作下配制有效浓度的抗生素在术前 30 min 内滴完，以达到有效浓度；术中手术延迟到 3h 以上或失血量超过 1500 mL，应根据术前给药情况补充 1 个剂量，确保抗菌药物有效浓度覆盖手术全程；术后继续使用抗生素，直至感染消除。护理过程中，护士应严格掌握用药指征及配药浓度，对病情变化做出客观的预见，加强围术期手术部位感染的预防，防患于未然，以利于病人的顺利康复。

## 三、复合性腹部损伤的急救配合护理

复合性腹部损伤是普外科急重症之一，病情凶险而复杂，表现为术前的创伤性、失血性休克，术后体液离子紊乱、应激性溃疡出血、腹腔内的感染、败血症等，病程长，治疗困难。

（一）术前急救配合

复合性腹部损伤的病人病情急、变化快，对送至抢救室的病人在医生未到之前，护士对伤情做出迅速、准确、初步评估，就地抢救的原则是止血、配血、维持有效的循环血量，保持呼吸道通畅。

1. 快速扩容是抗休克的主要方法，迅速开放两条以上静脉通道，晶体、胶体同时输入，根据病人情况掌握输液速度，使之收缩压保持在 60 mmH g。

2. 缓解呼吸困难，增加血氧饱和度可给予 2~4 L／min 氧气吸入。

3. 对开放性损伤的病人应协助医生检查伤口，迅速止血、包扎处理。合并脑外伤的病人应密切观察其神志、瞳孔的变化，骨折病人做好患肢固定，在抢救休克的同时，观察病人的尿量，做好手术准备，随时入手术室。

（二）术后护理

1. 一般护理

（1）病人术后返回病房应入重症监护室。

（2）去枕平卧位、头偏一侧，及时清除口腔呼吸道分泌物，保持呼吸道通畅。有气管插管的病人定时吸痰。

（3）监测血压、心率、呼吸及心电变化，如病人脉搏持续在 140 次／分钟左右，应警惕有内出血或是病情加重的标志。

（4）常规吸氧 2~4 L／min，保持良好静脉通道，掌握输液速度及先后顺序。

（5）适当应用止痛药，但要注意血压、脉搏及呼吸情况。

（6）对于伴有其他部位损伤病人要做好病情的密切观察。

2. 引流管护理

（1）保持胃肠减压通畅，24 h 胃管内可引出少量血性液体，若引出液量在 300 mL 以上，表明有内出血，及时通知医生处理。

（2）保持各引流管通畅，多个引流管要标明引流部位、作用，记录引流液的性、状、量，如引流量大，色鲜红，应警惕腹腔内出血的可能。

（3）记录 24 h 尿量，注意观察切 Ⅱ 敷料有无血性渗出。

3. 心理分析及辅导

（1）病人遭受突如其来的打击，心理反应是复杂、恐惧、烦躁的，因此，做好此时期的心理辅导是保证各项治疗护理措施有效实施的关键。

（2）受伤后的病人往往有复杂的矛盾心理，会降低病人机体免疫力，加重病情。对于此类患者，我们采取的具体措施是：在病人病情危重时，告诉病人手术是成功的，并多用一些肢体语言，如拍拍病人肩膀，握握病人的手，用鼓励的眼神给病人以勇气，经常守护在病人身边，用娴熟的技术和丰富的医学知识及高度的责任心赢得病人的信任和感动。

（3）讲解疾病恢复的有关知识，介绍同类疾病恢复良好的实例，鼓励病人树立战胜疾病的信心。

（4）经常报告一些良性信息，从而消除了患者恐惧、矛盾的心理，增强了战胜疾病的信心、勇气，积极配合治疗护理，对疾病的恢复起到了极大的促进作用。

4. 静脉营养支持

（1）术后病人恢复的能量来源于静脉营养，主要以高渗葡萄糖为主，但糖尿病病人除外，营养液配制要求严格执行无菌操作规程，配制时应在无菌治疗室内进行，配制时间应在使用前半小时，配制后立即滴注，避免贮存使用剩余液体。

（2）合理配比易使热量充分吸收，减少对血管刺激，高渗糖液浓度不宜超过16%的，钾浓度不宜超过0.3%的。

（3）脂肪乳、氨基酸应同时输入，以减少分解代谢，促进蛋白质合成。

（4）抗生素应在病人体温最高时输入。

5. 病情观察

对于脑外伤的病人应密切观察其意识状态、瞳孔对光反射等情况。伴有骨折的病人在协助病人术后活动时，应保持患肢功能位，同时观察石膏、夹板固定的松紧及肢端血运情况。吻合口瘘发生在术后5~7天，最长12天，病人突然出现腹痛、腹胀、高热、脉快和腹腔引流量增加，对于感染较重的病人也可出现切口裂开，病人出现脉快、高热，切口敷料渗湿及肺部并发症等。上消化道出血大部分是突然受伤后出现的应激性溃疡出血，多为4~5天，出现呕血、黑便。有时量较大，但保守治疗多能治愈。

总之，通过对复合性腹部外伤病人实施术后抗休克的急救配合，术后病情动态观察，科学合理的静脉营养支持，心理辅导及并发症的预防，可对病人顺利恢复起着积极的促进作用。

## 四、闭合性腹部损伤的护理

闭合性腹部损伤是普通外科常见的由于外伤所引起的疾病，临床表现主要为实质性脏器损伤和空腔脏器损伤。实质性脏器损伤主要表现为内出血及出血性休克，空腔脏器损伤主要表现为腹膜炎症状。

### （一）休克病人的救护

1. 应急处理

选择最佳部位快速建立静脉通道，选择向心性近且粗大的血管，为防止液体在受伤处的流失，应避开伤口，应在3~5 min内建立两条以上通道，以快速补液和用药。输液速度要快，输液滴管内液流量"水柱"状，如达不到要求可多路并流，随后可根据输入量的要求调节输液速度，输液中随时监测和记录血压和尿量，防止输液过快过量引起并发症。

2. 休克病人的观察

（1）当脉搏＜100次／分钟，收缩压＞12 kPa，脉压差为5.3 kPa时，表明休克已有所纠正。如用药1 h以上，血压仍不回升或回升后不稳，除液体量不足外，应考虑到仍有出血的可能，立即手术寻找出血部位。

（2）病人肢体由冰凉、潮湿、苍白转为温暖、干燥、红润，皮肤有弹性，即表示周围血管阻力降低，微循环得以改善；神志由淡漠、烦躁转为神志清楚、安静，口渴减轻或消失，说明血容量有所恢复，组织灌流有所改善。

（3）尿量明显增加并稳定于30~40 mL/ h，表明休克已有改善，纠正休克后血压已回升，但尿量未增，需要加利尿药物，以减轻周围水肿。

**（三）其他护理**

1. 症状护理

（1）腹痛：腹痛是损伤的主要症状，应仔细观察腹痛的部位、性质、程度等。腹壁损伤也有腹痛及压痛、肌紧张，一段时间后症状减轻或消失，内脏出血及空腔脏器出血可刺激腹膜引起疼痛。疼痛的部位、性质、范围都与受伤的严重程度有关。腹痛不仅限于受伤部位甚至遍及全腹。肝、脾、胃及十二指肠损伤可伴有肩胛区的牵涉痛等。肝、十二指肠多放射到右肩脚区，脾、胃多放射到右肩胛区，是出血或胃肠道内容物刺激同侧膈肌所致。不宜注射杜冷丁、吗啡等镇痛药，可用针灸止痛。

（2）恶心与呕吐：由于内脏破裂刺激腹膜，可引起反射性恶心呕吐。低血压时也可有恶心呕吐，提示有休克的可能，表示有血肿和实质性脏器损伤。对呕吐的时间次数及性质应做详细的记录，做好口腔护理，头偏向一侧，防止吸入性肺炎。

（3）胃肠道出血：呕血常见于胃、十二指肠损伤，多在损伤后不久发生。如在伤后间隔一段时间，在伴随有上腹痛或绞痛之后呕血，考虑为胆道出血。排出鲜血样便，说明有结肠或直肠损伤。间隔数小时柏油样便说明小肠损伤。注意观察血压、脉搏、呼吸及血色素，防止休克，必要时腹部置冰袋。

（4）腹胀：早期多无腹胀，晚期腹腔内感染引起肠麻痹所致。腹膜后出血也可引起腹胀，除保持胃肠减压通畅外，可针刺中脘、气海、足三里等穴位。

2. **手术前的护理**

（1）护士应全面掌握病情，协助医生作好紧急处理，如手术前的抗休克治疗，对继续大量出血的患者，手术应分秒必争。

（2）心理辅导：病人思想压力较大，特别是需要手术的病人一般顾虑重重，极端恐惧，应做好病人的心理安慰及手术前教育，说明手术的必要性及安全性，解除顾虑，取得合作。

（3）除常规的术前准备外，做好各项必要的检查，化验配血，休克者迅速建立两条静脉通路，护送病人去手术室，并认真交待病情。

3. 手术后的护理

（1）护士应了解术中情况、麻醉情况、何种手术、腹带包扎情况、引流管腔是否畅通。

（2）严密观察病情变化，立即测体温、脉搏、呼吸、血压，并做好记录，全麻病人未清醒前应平卧去枕，头偏向一侧，应运用心电监护仪每 15 min 测体温、脉搏呼吸 1 次，注意呼吸道畅通，清除呼吸道分泌物，防止误吸而发生窒息或吸入性肺炎。

（3）除特殊情况外，硬膜外麻醉后 6 h 血压平稳取半卧位，不愿翻身病人易发生静脉回流受阻，并发深静脉血栓形成，应注意让病人多翻身，多做下肢活动。

（4）饮食指导：由于麻醉和手术的干扰，均有一个肠麻痹阶段，在胃肠功能恢复前，须禁饮食 1~2 天，待胃肠功能恢复后，腹部听诊有较规则的肠鸣音同时肛门排气，便可以进食。开始进少量饮水，以后进流质，两三天后酌情改为半流质，饮食要少食多餐。以易消化高热高蛋白饮食为宜，严禁暴饮暴食，以免吻合口裂开或肠梗阻，禁食病人应做好口腔护理。

（5）注意伤口出血情况：持续胃肠减压者或置有各种引流管者，引流管长短要合适，妥善固定，保持引流畅通，注意引流物的性质和量。若引流液量多且鲜红，则应及时报告医生。

（6）在大剂量应用抗菌素的过程中，应注意药物的毒性反应，过敏反应，局部反应，一重感染等。

（7）鼓励病人早下床活动，减轻腹胀，促进肠蠕动恢复，预防术后肠粘连及肺炎并发症发生。我们一般在术后 7~8 h 就鼓励病人床上活动，1~3 天后下床活动。下床活动的平均时间为术后 36 h 左右。

## 五、腹部损伤急诊术前抢救的护理

腹部损伤多由交通事故、斗殴、劳动损伤所致。特点是发病突然，复合伤较多，且危险性大，常伴有内脏破裂出血，如抢救治疗不及时，护理措施不当，心理辅导开展不到位，往往预后差，甚至危及生命。

### 护理要点

1. 认真体格检查，提供诊断依据

（1）详细询问病史，了解受伤原因、部位及受伤类型。

（2）详细检查腹痛位置及压痛部位，注意观察腹痛的性质及有无恶心、呕吐、腹膜刺激征。尤其对于闭合性损伤更应密切观察、反复检查，及时发现阳性体征。

（3）检查有无合并伤、肋骨骨折、骨盆骨折等。

（4）对于开放性腹部损伤，应妥善保护脱出内脏；闭合性腹部损伤，如腹穿抽出不凝血，即可确定为实质脏器破裂出血。

2. 留意病情发展，做好动态观察

（1）腹部损伤多为实质脏器损伤，包括肝、脾、肾、肠系膜等，常伴有失血性休克，应严密监测体温、脉搏、呼吸、血压的变化。对疑有实质脏器损伤，特别是伴有多个脏器损伤或严重复合伤的病人，应绝对卧床休息，减少搬动，及早发现休克早期表现。

（2）注意腹痛症状表现。腹痛是腹部损伤的主要症状，受伤后腹痛持续而激烈说明腹腔内脏器有严重损伤，腹痛开始的部位和疼痛最严重的部位常常是内脏损伤的部位。腹部损伤早期腹痛较局限，随着渗出液的增多，呈现进行性加重，并向全腹弥漫；如为空腔脏器损伤化学物质所致的腹膜炎，腹痛更剧烈，常伴有腹胀、恶心、呕吐、肠鸣音消失、膈下有游离气体、腹穿抽出肠内容物等。

（3）在诊断未明确之前禁止灌肠，以免有肠段损伤时加重污染。

（4）未明诊断前禁用止痛药物，以免掩盖病情。

3. 术前基础护理要点。

（1）对失血严重者，迅速用留置针建立两条静脉通道，并立即给氧、保暖、遵医嘱扩容、抗感染、改善微循环、输血，同时维持电解质平衡等紧急处理。

（2）嘱病人禁食、消化道损伤者给予置胃管。

（3）认真做好术前一系列常规辅助检查，备皮、备足血源，术前插胃管、导尿。

4. 针对不同伤情，开展心理辅导：在生物医学模式转变为"生物—心理—社会"医学模式的今天，护士在护理急诊腹部损伤病人的过程中，更应重视和尊重病人的人格和尊严，应多关心体贴病人。由于这类病人大多因发病突然、无思想准备，常表现为烦躁、易怒、要求止痛等，护士应向病人解释病情，耐心解释在明确诊断之前禁止使用止痛剂，以免掩盖病情，鼓励病人树立战胜疾病的信心。同时对不同致伤原因病人开展不同心理辅导。

（1）车祸与工伤病人的心理辅导。这类病人多由于意外伤害造成的，病人与家属对突如其来的打击缺乏了解，心理负担重，容易惊慌失措，往往把全部希望寄托在医护人员身上，希望看到的医护人员也应处于紧急抢救状态。此时护士更应负有细心、耐心、责任心、同情心，对病人和家属的态度、情绪应给予谅解，说明病情，真诚开导，循循善诱地劝说病人与我们护理人员建立良好的合作关系。

（2）斗殴致伤病人的心理辅导。应从人道主义出发，以正确的态度对待这类病人，态度要热情，以正面劝导为主，不能歧视或挖苦讽刺。同时做好家属思想工作，避免有被家人嫌弃的感觉，使其提供更好的社会支持。

　　腹部损伤急诊病人发病突然，无思想准备，且大多为青壮年、家庭主要劳动力，在护理该病种病人时，护士应根据其心理特点从生活上多关心体贴，在病人面前要沉着、稳重、严肃、有序，以高质量的技术取得病人的信任，让病人有良好心态积极配合治疗。病人腹部损伤明显，往往其他合并伤容易被忽视，护理观察应全面详细，护理体检要做到位，有合并头部损伤时，应注意瞳孔、呼吸、神志的改变；合并胸部损伤时，应注意呼吸困难、胸痛、咳嗽、气喘的情况，随时监测血压；合并四肢损伤，应注意四肢有无肿胀、疼痛、功能障碍、骨擦音等骨折征象；严重失血性休克伤员应注意保持呼吸道通畅、迅速补充血容量，随时监测呼吸和尿量。针对不同致伤原因采取不同的心理辅导。总之，在心理辅导工作中，护理人员应做到用最通俗易懂的语言告知病人目前病情及预期进展、有无生命危险性、目前所做的治疗和检查情况，诚实回答家属的有关提问，确保急性患者得到最好的医疗处置，使患者处在最佳的生理、心理状态下接受救治和护理，促进患者早日康复。

# 第九章　手术前后患者护理

# 第一节 概述

手术是外科治疗的重要手段，任何手术对病人都会产生心理和生理负担，手术的创伤会导致并发症、后遗症等不良后果。因此，围术期的主要工作：①术前全面评估病人的身心状态，做好术前准备，使病人具备充分的思想准备和良好的机体条件；②手术中保证病人的安全及手术的顺利进行；③手术后尽快帮助病人恢复各项生理功能，促使病人早日康复。

## 一、围术期的概念

围术期（perioperative period）是指从决定手术治疗时起至与这次手术有关的治疗基本结束为止的一段时间。它包括术前、术中、术后三个阶段。

### （一）手术前期

从病人决定接受手术至病人被送上手术台。

### （二）手术期

从病人上手术台至手术后病人被送入复苏室或病房。

### （三）手术后期

从病人被送到复苏室或病房至病人出院或继续追踪。

围术期护理（perioperative nursing care）是指为病人在围术期提供全程、整体的护理。加强病人术前至术后整个治疗期间的身心护理，通过全面评估，做好充分的术前准备、术中配合和术后护理，以有效的措施维护机体功能，提高手术安全性，减少术后并发症，促进病人康复。

## 二、手术分类

### （一）按手术目分类

1. 诊断性手术：为明确诊断而做的手术，如活体组织检查、开腹探查术等。

2. 根治性手术：一般对肿瘤而言，良性肿瘤完整切除即可，恶性肿瘤根治手术则要求将原发性与相应区域淋巴结一并切除。

3. 姑息性手术：目的是减轻症状，用于因条件限制而不能行根治性手术时，如晚期胃窦癌做胃空肠吻合术，以解除幽门梗阻症状，但肿瘤未能切除。

4.美容性手术。

### （二）按手术时限分类

1.择期手术（selective operation）：施行手术的早晚不影响手术效果，可以进行充分的术前准备。

2.限期手术（confine operation）：施行手术时间虽然尚可选择，但不宜过久延迟，尽可能在短的时间内做好术前准备。

3.急症手术（emergency operation）：病情急迫，需在最短的时间内做好术前准备，并迅速实施的手术。

## 第二节　手术前患者的护理

手术前，要对病人的全身情况有足够的了解，根据疾病的轻重缓急、手术范围的大小，评估是否存在增加手术危险性或使恢复不利的异常因素，以及影响整个病程的潜在因素，如心、肺、肝、肾、内分泌、血液、免疫等器官或系统的功能及营养、心理状态等。因此，应详细询问病史，进行全面的体格检查，了解各项辅助检查结果，评估病人对手术的耐受力。如发现问题，应在术前予以纠正，术后加以防治。

### 一、护理评估

#### （一）健康史

1.一般资料：如性别、年龄、职业背景、受教育程度、宗教信仰、生活习惯、烟酒嗜好等。

2.现病史：本次发病的时间、原因、诱因、症状、体征及相关检查。

3.既往史：过敏史、手术史、外伤史、各系统伴随的疾病等。

4.用药史：如抗生素、抗凝药、降压药、镇静药、利尿剂、皮质激素、甾类化合物（类固醇）等使用情况及不良反应。

5.婚育史：如为女性病人还应了解月经史。

6.遗传史：家庭成员有无同类疾病等。

#### （二）身体状况

1.主要器官及系统功能状况

（1）呼吸系统：①胸廓形状；②呼吸频率、规律、深度和型态（胸式／腹式呼吸）；③呼吸运动是否对称；④有无呼吸困难、发绀、咳嗽、咳痰、哮鸣音、胸痛等；⑤有无吸烟史、肺炎、肺结核、支气管扩张或慢性阻塞性肺疾病。

（2）心血管系统：①脉搏速率、节律和强度；②血压及血容量；③皮肤温度、色泽及有无水肿；④体表血管有无异常，有无颈静脉怒张和四肢浅静脉曲张；⑤有无心肌炎、心脏瓣膜疾病、心绞痛、心肌梗死、心力衰竭。

（3）泌尿系统：①有无尿频、尿急、排尿困难；②尿液的颜色、量、透明度及比重；③有无前列腺增生、急性肾炎或肾功能不全。

（4）血液系统有无牙龈出血、皮下紫癜或外伤后出血不止。

（5）神经系统：①有无头晕、头痛、眩晕、耳鸣、瞳孔不等大或步态不稳；②有无颅内高压或意识障碍。

（6）其他：①内分泌系统：有无甲状腺功能亢进症、肾上腺皮质功能不全及糖尿病；②肝脏有无黄疸、腹水或肝硬化；③有无营养不良及电解质紊乱。

**2. 辅助检查**

了解实验室各项检查结果，如血、尿、大便三大常规和血生化检查结果，了解 B 超、X 线、CT 及 MRI 等影像学检查结果，以及心电图、内镜检查报告和其他特殊检查结果。

**3. 手术耐受力**

评估病人的手术耐受力。①耐受良好：全身情况较好、无重要内脏器官功能损害，疾病对全身影响较小；②耐受不全：身情况不良、重要内脏器官功能损害较严重，手术损害大，疾病对全身影响明显。

## 二、主要护理诊断

1. 焦虑、恐惧：与对疾病本身、麻醉和手术预后的担心，住院费用高，对医院环境陌生等有关。

2. 营养失调：低于机体需要量与疾病消耗、营养摄入不足或机体分解代谢增强等有关。

3. 睡眠型态紊乱：与疾病导致的不适、环境的改变和担忧有关。

4. 体液不足：与疾病所致液体摄入的不足、体液丢失或体液在体内分布转移等有关。

5. 知识缺乏：缺乏相关的术前准备、麻醉及手术等相关知识。

## 三、护理措施

### （一）心理准备

**1. 建立良好的护患关系**

了解病人的病情及需求，通过适当的沟通技巧，给予关怀、安慰，取得病人及亲属的信任。

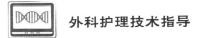 

2. 心理疏导和支持

鼓励病人表达其感受和恐惧、焦虑等不良情绪，帮助其宣泄。以恰当的言语和安慰的口气给予适度的解释，使病人能够以积极的心态配合手术和术后治疗。动员病人的社会支持系统，使其感受到被关心和重视。

3. 认知干预

帮助病人正确认识病情，指导病人提高认知和应对能力，积极配合治疗和护理。

4. 制订健康教育计划

向病人说明术前准备的必要性，帮助病人认识疾病、手术相关知识及术后用药等注意事项。逐步掌握术后的配合技巧及康复知识，使病人对手术的风险及可能出现的并发症有足够的认识及心理准备。

### （二）一般准备与护理

1. 饮食和休息

加强饮食指导，鼓励摄入营养丰富、易消化的食物。创造安静舒适的环境，必要时遵医嘱给予镇静安眠药。如病情允许，应在白天增加适当的活动，促进睡眠。

2. 适应性训练

（1）术前两周应停止吸烟，指导病人正确深呼吸和有效的咳嗽、咳痰方法；（2）教会病人自行调整卧位和床上翻身的方法，以适应术后体位变化；（3）特殊手术体位应指导术前进行体位练习；（4）术前指导床上练习排尿和排便。

3. 输血和补液

实施大中手术前，遵医嘱做好血型鉴定和交叉配血试验，并与血库联系好。有水、电解质及酸碱平衡失调、贫血、低蛋白血症的病人应在术前予以纠正。

4. 协助完成术前检查

遵医嘱完成术前各项心、肝、肺、肾功能及凝血时间、凝血酶原时间、血小板计数等检查，协助医师改善病人心、肝、肺、肾功能，提高病人手术耐受力。

5. 预防感染

遵医嘱合理应用抗生素，及时处理已发现的感染灶，避免病人与其他感染者接触，根据医嘱执行预防性应用抗生素。

6. 胃肠道准备

（1）成人择期手术为防止麻醉或术中呕吐引起窒息或吸入性肺炎，成人应在麻醉前8~12 h禁食，禁饮4 h；小儿麻醉前应禁食（奶）4~8 h；必要时进行胃肠减压；（2）涉及胃肠道手术者，术前1~2日进流食；（3）结肠或直肠手术，在术前1日及手术当天清晨行清洁灌肠或结肠灌洗，以减少并发感染的机会；（4）幽门梗阻的病人，需在术前用温生理盐水洗胃。

7. 手术区皮肤准备

（1）沐浴：术前 1 日清洁皮肤，重点为手术区域的部位；腹部及腹腔镜手术的病人应注意脐部清洁；若皮肤上有油脂或胶布粘贴的残迹，用松节油或 75% 的乙醇擦净；（2）备皮：除非切口及手术区的毛发影响手术操作，术前不要去除毛发；若毛发影响手术操作，手术前应剪除。

8. 手术日晨的护理

（1）认真落实各项准备工作；（2）体温升高或女性病人月经来潮时，应延迟手术；（3）遵医嘱给予术前用药，留置胃管等；（4）进入手术室前，取下活动性义齿、眼镜、发夹、手表、首饰和其他贵重物品，拭去指甲油、口红等化妆品，指导病人排尽积液；（5）与手术室接诊人员仔细核对病人的信息，如姓名、性别、年龄、住院号、手术部位等，做好病历、X 线检查片、CT 片、特殊用药及物品的交接；（6）根据手术类型及麻醉方式准备麻醉床，备好床旁用物，如吸氧装置、心电监护仪、负压吸引装置、输液架等。

### （三）特殊准备与护理

1. 急症手术者

在最短时间处理伤口、做好急救处理等，同时进行术前准备：建立两条以上静脉通道，迅速补充血容量，改善病人水、电解质及酸碱平衡失调状况。

2. 营养不良

营养不良病人常伴低蛋白血症，可引起组织水肿，影响术后切口愈合。营养不良者抵抗力低下，易并发感染。如血浆白蛋白测定值低于 30~35 g/L 或转铁蛋白含量低于 0.15 g/L 时，则需术前行肠内或肠外营养支持。

3. 高血压

高血压者在术前应继续服用降压药物，病人血压在 160/100 mmHg 以下时可不做特殊准备。血压过高者（> 180/100 mmHg），术前应选择合适的降压药物，但不要求血压降至完全正常后才手术。

4. 心脏病

伴有心脏疾患的病人，术前准备应注意：(1) 长期低盐饮食和服用利尿剂，已有水、电解质平衡失调者，术前应予以纠正；(2) 急性心肌梗死病人 6 个月内不宜择期手术，6 个月以上且无心绞痛发作者，可在良好监护条件下施行手术；(3) 心力衰竭病人，在心力衰竭控制 3~4 周后再施行手术。

5. 呼吸功能障碍

（1）术前两周停止吸烟；(2) 急性呼吸系统感染病人，若为择期手术应推迟至治愈后 1~2 周再行手术，如为急症手术，需加用抗生素并尽可能避免吸入麻醉；(3) 伴有阻塞性肺功能不全的病人，遵医嘱行雾化吸入治疗，改善通气功能，增加肺活量；(4) 重度肺功能不全及并发感染者，必须采取积极措施，改善其肺功能，感染控制后再施行手术；(5) 喘息正在发作的病人，择期手术应推迟；(6) 痰液黏稠者，可采用雾化吸入或服用药物使痰液稀薄，利于咳出；经常咳浓痰的病人在术前 3~5 日使用抗生素，指导病人做体位引流，促使脓性分泌物排出。

6. 肾疾病

麻醉、手术创伤、某些药物等都会加重肾脏负担。术前应做好各项肾功能检查，合理控制饮食中蛋白质和盐的摄入量，观察出入量，尽可能改善肾功能。

7. 糖尿病

糖尿病病人在整个围术期都处于应激状态，手术耐受性差，易发生感染。术前应积极控制血糖及相关并发症。实施手术前将血糖水平控制在 5.6~11.2 mmol/L，尿糖 +~++ 为宜。如应用长效胰岛素或口服降糖药者，术前均改为胰岛素皮下注射，4~6 h 注射 1 次，使血糖和尿糖控制于上述水平。为避免发生酮症酸中毒，尽置缩短术前禁食时间，禁食期间定时监测血糖。

8. 妊娠

妊娠病人患外科疾病需行手术治疗时，应将外科疾病对母体及胎儿的影响放在首位。如果可以选择手术时机，妊娠中期则相对安全。术前应尽可能全面检查各系统、器官功能，特别是心、肺、肝、肾等功能，若发现异常，术前应尽量纠正。禁食时，应从静脉补充营养，尤其是氨基酸和糖类，以保证胎儿的正常发育。必要时，允许行放射线检查，但必须加强保护性措施。如必须使用药物，则选择对孕妇、胎儿安全性较高的药物，如止痛药吗啡对胎儿呼吸有持久的抑制作用，可用哌替啶代替，但应控制剂分娩前 2~4 h 内不用。

9. 使用影响凝血功能药物

(1) 监测凝血功能；(2) 对于长期服用阿司匹林或非甾体类抗炎药物的病人，于术前 7 日停药；(3) 如临床确定有凝血障碍，择期手术前应做好相应的治疗处理；(4) 在抗凝治疗期间：要急诊手术的病人，一般需停止抗凝治疗；用肝素抗凝者，可用鱼精蛋白拮抗；用华法林抗凝者，可用维生素 K 和 (或) 血浆或凝血因子制剂拮抗；(5) 择期大手术病人在手术前 12 h 内不使用大剂量低分子量肝素，4 h 内不使用大剂量普通肝素；心脏外科病人手术 24 h 内不用低分子量肝素。

10. 预防深静脉血栓

由于静脉血栓形成有一定的并发症发生率和死亡率，所以凡是大手术时应预防这一并发症的发生。有静脉血栓危险因素的病人，应预防性使用低分子量肝素，间断气袋加压下肢，联合应用多种方法抗凝，有利于预防静脉血栓的形成。

## （四）健康教育

健康教育的内容包括：

1. 术前加强营养，适当休息和活动，提高抗感染能力；

2. 戒烟，保持口腔卫生，注意保暖，以防上呼吸道感染；

3. 告知病人疾病的相关知识，理解手术的必要性；

4. 告知麻醉、手术的相关知识，使其配合术前准备的相关内容；

5. 指导病人进行术前相关的适应性锻炼，包括呼吸功能锻炼、床上活动、床上使用便器等。

# 第三节　手术后患者的护理

手术损伤时引起病人的防御能力下降，禁食、术后切口疼痛及应激反应等均可加重病人的心理、生理负担，不仅可能影响伤口愈合和康复过程，而且可能导致多种并发症的发生。手术后病人的护理重点是防止并发症，减少不适与痛苦，尽快恢复生理功能，促进康复。

案例：

女性，56岁，诊断：甲状腺肿物。实施术式：双侧甲状腺部分切除术。麻醉方法：全身麻醉。术后留置引流管1根。病人既往有高血压史3年，Ⅱ型糖尿病史1年，常规服用降压药及降糖药进行规律治疗。无药物过敏史，否认肝炎、梅毒等病史。体格检查，T36.6℃，P72次/分，BP160/100 mmHg，空腹血糖8.6 mmol，尿糖++。病人其余辅助检查正常，心电图正常。

（1）对该病人术前应该指导其进行哪些适应性的锻炼？

（2）术日如何对病人进行健康教育？

（3）术前病人的血压和血糖是否在控制范围内？

（4）病人术后可能发生何种并发症？观察要点和处理措施有哪些？

## 一、护理评估

### （一）术中情况

了解病人采用的麻醉、手术方式，手术体位，手术持续时间，术中出血、输血、补液量及安置引流管情况等，以便于术后观察和护理。

### （二）身体状况

从以下几个方面对身体状况进行评估。

1. 生命体征：评估病人回到病室时的神志、血压、脉搏、呼吸、体温。

2. 切口：了解切口部位的敷料有无渗血、渗液。

3. 引流管：了解引流管位置、种类、数量及作用，引流液的颜色、性状、量及是否通畅等。

4. 肢体功能：了解术后肢体感知觉的恢复及四肢活动情况。

5. 体液平衡：评估病人术后的失血量、补液量、尿量、各种引流的丢失量等。

6. 营养状态：评估病人术后每日摄入营养素的种类、途径和量，了解术后体重变化。

7. 术后不适及并发症：了解有无切口疼痛、恶心、呕吐、腹胀、呃逆、尿潴留等不适，评估不适的种类和程度；评估有无术后出血、感染、切口裂开、肺不张、尿路感染、深静脉血栓形成等并发症及危险因素。

8. 辅助检查：了解血、尿常规，生化检查，血气分析等结果，尤其注意尿比重、血清电解质水平、血浆白蛋白及转铁蛋白的变化。

## 二、主要护理诊断

1. 疼痛：与手术创伤、特殊体位等因素有关。

2. 有营养失调、体液不足的危险：与禁食禁饮、液体量补充不足、手术失血、体液丢失、创伤后机体代谢率增高有关。

3. 低效性呼吸型态：与术后切口疼痛、呼吸运动受限、卧床、活动量少等有关。

4. 活动无耐力：与手术创伤、机体负氮平衡有关。

5. 潜在并发症：术后出血、切口感染或裂开，肺部、泌尿系统感染或深静脉血栓形成等。

## 三、护理措施

### （一）一般护理

1. 安置病人

（1）由麻醉师和手术室护理人员到床旁做好病情交接；

（2）搬运病人时动作轻稳，保护好手术部位及头部，避免引流管、输液管道的滑脱；

（3）安置好引流装置；

（4）检查输液是否通畅；

（5）遵医嘱给氧，注意保暖。

2. 体位

手术后应根据麻醉及病人的全身状况、术式、疾病的性质等选择体位。

（1）全麻未清醒者，应取平卧位，头转向一侧，直至清醒，使口腔分泌物或呕吐物易于流出，避免误吸。

（2）颅脑手术者，如病人意识清楚，可抬高床头 15°~30°，以利于颅内静脉回流；昏迷的病人，应取侧卧位或侧俯卧位，以免涎液或呕吐物误吸。

（3）颈、胸手术后，取高半坐卧位，利于呼吸和有效引流。

（4）腹部手术者，多取低半坐卧位或斜坡卧位，可减轻腹壁张力，利于呼吸。⑤腹腔内有污染者，视病情尽早给予半坐位或头高脚低位，以便体位引流。

（6）脊柱或臀部手术后，可取俯卧或仰卧位。

（7）休克病人应取下肢抬高 15°~20°，头部和躯干抬高 20°~30° 的特殊体位。

（8）肥胖病人可取侧卧位，利于呼吸和静脉回流。

3. 病情观察

（1）生命体征：对大手术、全麻及危重病人，应监测生命体征，每 15~30 min 测量一次脉搏、血压、呼吸。监测瞳孔、神志情况，记录出入量，至病情稳定，随后可改为每小时测量或遵医嘱定时测量，并做好记录。中、小型手术病人手术当日每小时测量 1 次血压、脉搏、呼吸，6~8 h 监测生命体征至平稳。

（2）中心静脉压：手术中如果有大量血液、体液丢失，应在术后早期监测中心静脉压。呼吸功能或心脏功能不全者可采用 Swan-Ganz 导管监测肺动脉压、肺动脉楔压及混合静脉血氧分压等。

（3）体液平衡：对于中等及较大手术，应详细记录术后 24 h 出入量。病情复杂的危重病人，应留置导尿管，观察记录每小时尿量。

（4）其他：对于特殊监测的项目应根据手术及原发病的情况而定。如颅脑手术后的病人监测颅内压及苏醒程度，血管疾病的病人术后定时监测指（趾）端末梢循环状况，胰岛素瘤的病人术后定时监测血糖、尿糖等。

4. 静脉输液、输血

长时间手术过程中，经手术野有很多不显性液体丢失，加上手术创伤及术后禁食等原因，病人术后需要静脉输液直至恢复进食。根据病人器官功能状态和疾病严重程度，决定输液成分、量及输注速度，必要时遵医嘱输注血浆、红细胞等，以维持有效循环血量。

5. 饮食护理

（1）非腹部手术：根据手术方式、麻醉方法及病人的反应决定饮食的时间和种类。如体表或肢体手术在局麻下实施，全身反应较轻者术后即可进食。如手术范围较大，全身反应明显者，待反应消失后再进食。椎管内麻醉者，如无恶心、呕吐，术后 3~6 h 可进食。全身麻醉者，待麻醉清醒，无恶心、呕吐后方可进食。一般先给予流食，以后逐步过渡到半流食、普食；

（2）腹部手术：尤其消化道手术后，一般需禁食 24~48 h，待恢复肠蠕动、肛门排气后开始进水及少量流食，逐步过渡到半流食、普食。术后有留置空肠营养管者，可在术后第 2 日滴入营养液。

6. 休息与活动

（1）休息：给予病人安静的休息环境，保证充足的睡眠。

（2）活动：早期活动利于增加肺活量，减少肺部并发症，改善全身血液循环，促进切口愈合。预防深静脉血栓形成，利于肠蠕动和膀胱功能的恢复。病人已清醒，麻醉作用消失后，应鼓励病人早期床上活动，如深呼吸、四肢自主活动及间歇翻身等。足趾和踝关节伸屈活动，下肢肌松弛和收缩的交替运动，有利于促进静脉回流。如有休克、心力衰竭、出血、严重感染、极度衰弱或实施特殊制动措施的病人则不宜早期活动。

7. 引流管护理

妥善固定各引流管，区分放置的部位和作用，并做好标记。保持引流通畅，观察并记录引流液的颜色、性状和量，经常检查引流管有无压迫、扭曲或堵塞。若引流液黏稠，可通过负压吸引防止堵塞。如使用引流瓶，注意无菌操作，每日更换 1 次连接管及引流瓶。熟悉各类引流管的拔管指征，如有异常及时通知医师。

（1）置于皮下等浅表部位的乳胶片一般术后 1~2 日拔除。

（2）胃肠减压管在肠功能恢复、肛门排气后拔除。

（3）作为预防性引流渗血的腹腔引流管，若引流液甚少，可于术后 1~2 日拔除。若作为预防性引流渗液用，则需保留至所预防的并发症可能发生的时间后再拔除，一般为术后 5~7 日。

（4）连接胸腔引流管于水封引流瓶，24 h 内引流量不超过 50~60 mL，经物理诊断及胸部透视证实肺膨胀良好者，可于 36~48 h 内拔除。如为肺部手术，则需延至 48~96 h 拔除。

（5）烟卷引流一般术后 3 日拔除。其他引流管视具体情况而定。

8. 手术切口护理

观察切口有无渗血、渗液，切口及周围皮肤有无红、肿、热、痛。及时发现切口感染、切口裂开等异常。保持切口敷料清洁干燥，观察术后切口包扎是否限制胸、腹部呼吸运动或指（趾）端血液循环。对昏迷、躁动及不合作病人，可适当使用约束带并防止敷料脱落。

## （二）术后不适的护理

1. 切口疼痛

（1）常见原因：麻醉作用消失后，病人就有切口疼痛的感觉，2~3 日后逐渐减轻。剧烈的疼痛可影响病人的休息及机体生理功能的恢复，需关心病人并遵医嘱给予相应的处理和护理。

（2）护理措施：①了解病人疼痛的部位、性质、时间和规律；②评估疼痛的程度，可采用口述疼痛分级评分法、数字疼痛评分法、视觉模拟疼痛评分法等；③遵医嘱给予镇静、止痛药；④也可运用正确的非药物止痛方法，如分散注意力等减轻机体对疼痛的敏感性；⑤大手术后 1~2 日内，可持续使用病人自控镇痛泵进行止痛。病人自控镇痛（patient controlled analgesia, PCA）是指病人感觉疼痛时，通过按压计算机控制的微量泵按钮，向体内注射医师事先设定的药物剂量进行镇痛。给药途径以静脉、硬膜外最为常见；⑥在病情允许情况下，应协助变换体位，减少压迫等。

2. 发热

为术后最常见的症状。由于手术创伤的反应，术后病人的体温可略升高，一般不超过38℃，称为外科手术热或吸收热。可不予处理，术后 1~2 日逐渐恢复正常。

（1）常见原因。术后 24 h 内出现高热（> 39℃），如能排除输血反应，多为代谢性或内分泌异常、低血量和肺不张等。术后 3~6 日的发热或体温降至正常后再度发热，应警惕继发感染的可能，如手术切口、肺部及尿路感染。如果持续发热，要密切观察是否因更为严重的并发症所引起，如体腔内术后残余脓肿等。

（2）护理措施：①监测体温及伴随症状；②观察切口有无红、肿、热、痛或波动感；③遵医嘱给予物理降温或退热药物；④做切口分泌物涂片的培养、血培养或尿液检查等。结合病史进行胸部 X 线、B 超、CT 等检查，分析发热引起的病因并针对性治疗。

3. 恶心、呕吐

（1）常见原因：①最常见的原因是麻醉镇痛后的反应，待麻醉作用消失后症状自然消失；②腹部手术对胃肠道的刺激可出现不同程度的恶心、呕吐；③严重腹胀；④水、电解质及酸碱平衡失调所致；⑤环丙沙星类抗生素、单独静脉用复方氨基酸、脂肪乳剂等药物影响。

（2）护理措施：①呕吐时，头转向一侧，防止发生窒息或吸入性肺炎；②持续性呕吐的病人，应稳定情绪，观察呕吐物的量、色、质并做好记录；③遵医嘱给予解痉、止吐药物，或行针灸疗法等。

4. 腹胀

（1）常见原因：术后早期腹胀是由胃肠道功能受抑制，肠腔内积气过多所致。随胃肠蠕动恢复后可自行缓解。术后数日仍存未排气且腹胀时，可能是腹膜炎或其他原因所致的肠麻痹。如腹胀伴有阵发性绞痛、肠鸣音亢进，疑是早期肠粘连或其他原因所起的机械性肠梗阻，应进一步明确检查。

（2）护理措施：①胃肠减压、肛管排气或高渗溶液低压灌肠等；②协助病人多翻身，鼓励病人早期下床活动；③遵医嘱使用促进肠蠕动的药物；④因机械性肠梗阻导致的腹胀，非手术治疗不能改善者，做好再次手术的准备。

5. 呃逆

（1）常见原因：术后呃逆可能是神经中枢或膈肌直接受刺激所致，多为暂时性，也有可能为顽固性。

（2）护理措施：①术后早期发生呃逆者，可压迫眶上缘，抽吸胃内积气、积液；②遵医嘱给予镇静或解痉药物；③上腹部手术后出现顽固性呃逆者，要警惕吻合口或十二指肠残端漏导致的膈下感染，应进一步检查并及时处理。

6. 尿潴留

（1）常见原因：①蛛网膜下隙阻滞麻醉或全身麻醉后，排便反射受到抑制；②切口疼痛引起膀胱和后尿道括约肌反射性痉挛，尤是老年病人、盆腔手术及会阴部手术后；③病人不习惯床上排尿；④手术对膀胱神经的刺激；⑤术后 6~8 h 尚未排尿或虽排尿但尿量较少者，应在耻骨上区做叩诊检查，明确尿潴留后及时处理。

（2）护理措施：①稳定病人情绪，取得病人合作，采用诱导排尿法，如坐于床沿或立起排尿，下腹部热敷、按摩或听流水声等；②遵医嘱采用药物、针灸治疗；③如无效时，可在无菌操作下导尿，一次放尿不超过 1000 mL，尿潴留时间过长或导尿时尿量超过 500 mL 者，留置导尿管 1~2 日，有利于膀胱壁逼尿肌收缩力的恢复。

### （三）术后并发症的观察与护理

1. 出血

（1）常见原因：出血多发生在手术切口、空腔器官及体腔内。术中止血不完善、凝血功能障碍、创面渗血未完全控制、原痉挛的小动脉断端舒张、结扎线脱落等是术后出血的常见原因。

（2）护理措施：①严密观察病人生命体征、手术切口情况，若切口敷料被血液渗湿，疑为手术切口出血，打开敷料检查切口以明确出血情况和原因；②注意观察引流液的量、颜色和性状变化，如胸腔手术后从胸腔引流管内每小时引流出血性液体持续超过 100 mL 考虑到有内出血可能；③未放置引流管者，应严密观察，评估有无低血容量性休克的早期表现，如心率增快、血压下降、烦躁、每小时尿量少于 25 mL、中心静脉压低于 5 cmH2O 等，特别是在输给足够的血液和液体后，休克征象和监测指标均有好转或继续加重，或一度好转后又恶化等，都提示有术后出血；④腹部手术后腹腔内出血，早期临床表现不明显，需严密观察，必要时行腹腔穿刺，明确诊断；⑤少量出血时，可更换切口敷料、加压包扎或静脉使用止血剂即可止血。出血量大时应遵医嘱输全血或血浆时提高输液速度，完善术前准备，再次手术止血。

2. 切口裂开

可以发生在全身各处，但多见于腹部及肢体邻近关节的部位。常发生于手术后 1 周之内或拆除皮肤缝线后 24 h 内。往往在病人一次腹部突然用力时或有切口的关节伸屈幅度较大时，自觉切口剧痛和突然松开，有淡红色液体内切口溢出，浸湿敷料。除皮肤缝线完整而未裂开外，深层组织全部裂开称部分裂开。切口全层裂开，有肠或网膜脱出者为完全裂开。

（1）常见原因：营养不良，组织愈合能力差。切口缝合技术有缺陷，如组织对合不全，缝线打结不紧等。腹内压突然增高，如剧烈咳嗽、打喷嚏、呕吐或严重腹胀等。

（2）护理措施：①对营养状况差的病人术前加强营养支持；②在依层缝合腹壁切口的基础上，加用全层腹壁减张缝线，腹部适当加压包扎，减轻局部张力，延迟拆线时间；③及时处理腹胀；④病人咳嗽时最好平卧，以减轻咳嗽时膈肌突然大幅度下降，骤然增加腹内压力；⑤手术切口位于肢体关节部位者，拆线后避免大幅度动作；⑥一旦发生大出血，立即平卧，避免惊慌，稳定病人情绪，嘱病人不要咳嗽和进食进饮，用无菌盐水纱布覆盖切口，用腹带适当包扎，立即联系医师，送往手术室重新缝合。凡肠管脱出者，勿直接将肠管回纳腹腔，以免引起腹腔感染。

3. 切口感染

（1）常见原因：切口局部组织供血不良，或留有无效腔、血肿、异物，合并有糖尿病、贫血、营养不良或肥胖等。

（2）护理措施：①术中严格遵守无菌技术操作原则，有效止血，防止血肿或残留无效腔、异物等；②保持伤口清洁、敷料干燥；③给予营养支持，以增强病人抗感染能力；④遵医嘱有效使用抗生素；⑤密切观察术后手术切口情况。若术后3~4日，切口疼痛加重，切口局部有红、肿、热、压痛和触痛，有分泌物，伴有或不伴有发热和白细胞记数增加，可怀疑为切口感染。感染早期给予局部物理治疗（简称理疗），使用有效抗生素。在伤口红肿处拆除伤口缝线，使脓液流出，同时行细菌培养。

4. 肺部感染常发生在胸部、腹部大手术后，常见于老年病人，有长期吸烟史、术后合并急慢性呼吸道感染者。

（1）常见原因：术后呼吸运动受限、呼吸道分泌物积聚、咳痰不畅是引起术后肺部感染的主要原因。

（2）护理措施：①保持病室适宜的温湿度，每日液体摄入量维持在2000~3000 mL；②鼓励病人在术后卧床期间每小时重复做深呼吸5~10次，并协助其翻身、叩背，有利于支气管内分泌物排出；③教会病人保护切口和进行有效咳嗽、咳痰的方法，即用双手按住季肋部或切口两侧以限制咳嗽时胸部或腹部活动幅度，保护手术切口并减轻因咳嗽振动引起的切口疼痛，在数次短暂的较微咳嗽后，再深吸气用力咳痰；④协助病人取半卧位，病情允许应尽早离床活动；⑤痰液黏稠者应雾化吸入；⑥遵医嘱应用抗生素及祛痰药物。

5. 尿路感染

尿路感染常起自膀胱，若上行感染可引起肾盂肾炎。急性膀胱炎主要表现为尿频、尿急、尿痛，有时尚有排尿困难，有轻度发热。急性肾盂肾炎则高热、腰部疼痛与触痛。尿液检查有大量白细胞和脓细胞，经细菌培养后可确诊。

（1）常见原因：泌尿道已存在的感染、尿潴留或泌尿道的各种操作是主要原因。

（2）护理措施：①术前训练床上排尿；②指导病人术后自主排尿；③术前处理泌尿系统污染，预防和处理尿潴留；④如尿潴留残余尿量在 500 mL 以上，应遵守无菌操作原则留置导尿管；⑤嘱病人多饮水，保持尿量每天在 1500 mL 以上；⑥观察尿液并及时送检，根据尿培养及药物敏感试验结果选择有效抗生素控制感染。

6. 深静脉血栓形成

多见于下肢。早期病人常感腓肠肌紧束和疼痛或腹股沟区出现压痛和疼痛，继而出现下肢凹陷性水肿，沿静脉走行有触痛，可扪及条索变硬的静脉。一旦血栓脱落可引起肺动脉栓塞，而导致死亡。

（1）常见原因：①术后长期卧床、活动减少及肥胖等引起口腔及髂静脉回流受阻，血流缓慢；②外伤、手术、反复穿刺置管或输注高渗性液体、刺激性药物等时导致血管壁及内膜损伤；③由手术引起的组织破坏、癌细胞分解及体液的大量丢失致血液凝集性增加等。

（2）护理措施：

①加强预防：早期在床上进行肢体的主动和被动运动，按摩下肢比目鱼肌和腓肠肌，促进血液循环。鼓励病人术后尽早离床活动，术后穿弹力袜以促进下肢静脉回流。对于血液高凝状态者，可口服小剂量阿司匹林或复方丹参片预防。

②正确处理：①禁忌经患肢静脉输液，严禁按摩患肢，以防血栓脱落；②抬高患肢并制动，50% 的硫酸镁局部湿敷、物理治疗和抗生素全身性治疗；③遵医嘱输入低分子右旋糖酐等改善微循环，降低血液黏滞度；④在血栓形成的 3 天内，遵医嘱使用溶栓剂及抗凝剂进行治疗。

7. 压疮

术后常见的皮肤并发症。

（1）常见原因：由于切口疼痛、手术需要长期卧床而导致的局部皮肤组织受压，并且受到汗液、尿液、各种引流液等的刺激及营养不良、水肿等原因影响，导致压疮的发生率较高。

（2）护理措施：①采取积极的预防措施：保持病人皮肤及床单清洁干燥，每 2 h 翻身 1 次，协助病人每日进行主动或被动运动，鼓励早期离床活动，加强营养；②坚持正确使用石膏、绷带及固定夹板协助病人在使用便盆时抬高臀部，去除致病原因；③小水疱未破裂可自行吸收，大水疱则将疱内液体用注射器在无菌操作下抽出，用无菌敷料包扎；④浅度溃疡选用透气性好的保湿敷料覆盖，坏死溃疡者应去除坏死组织、清洁创面、保持引流通畅。

8.消化道并发症

常见急性胃扩张、肠梗阻等并发症。腹腔手术后胃肠道功能恢复需要一定时间。肠道功能恢复一般于术后12~24 h开始，可闻及肠鸣音。术后48~72 h肠蠕动可恢复正常，肛门可排气、排便。预防措施：①肠道手术前留置胃管、灌肠；②保持水、电解质及酸碱平衡，及时纠正低血钾、酸中毒等；③术后胃肠减压，禁食、水；④取半卧位，腹部按摩；⑤尽早离床活动。

### （四）健康教育

1.休息与活动：注意劳逸结合，可进行散步等轻体力活动，逐渐恢复体力。术后6周内不宜提取重物。

2.饮食与营养：恢复期病人合理摄入，均衡饮食，避免辛辣等刺激性食物。

3.康复锻炼指导：术后康复锻炼的具体方法。

4.用药指导：遵医嘱按时、按量服药，巩固治疗，定期复查肝、肾等功能。

5.切口处理：切口拆线后用无菌纱布覆盖1~2日，以保护局部皮肤。若有开放性伤口出院者，应向病人及家属告知伤口换药的事宜。

6.复诊：恢复期可能出现的症状应告知病人，如感觉异常应立即来院检查。一般手术后1~3个月门诊随访1次，以了解和评估切口愈合及康复情况。

# 参考文献

[1] 陈孝平，汪建平．外科学．第 8 版．北京：人民卫生出版社，2013.

[2] 李乐之，路潜．外科护理学．第 5 版．北京：人民卫生出版社，2012.

[3] 陈孝平．外科学．第 2 版．北京：人民卫生出版社，2007.

[4] 吴在德，吴肇汉．外科学．第 7 版．北京：人民卫生出版社，2008.

[5] 曹伟新，李乐之．外科护理学．第 4 版．北京：人民卫生出版社，2006.

[6] 王兴华，袁爱华．外科护理学．北京：人民卫生出版社，2010.

[7] 熊云新，叶国英．外科护理学．第 3 版．北京：人民卫生出版社，2014.

[8] 路潜，王兴华．外科护理学．第 2 版．北京：北京大学医学出版社，2008.

[9] 杨玉南，阎国钢．外科护理学．北京：人民卫生出版社，2013.

[10] 马文斌，尹崇高．外科护理学．北京：化学工业出版社，2015.

[11] 庄一平，杨玉南．外科护理学．北京：科学出版社，2013.

[12] 王雪文．外科护理学．第 9 版．北京：中国中医药出版社，2012.

[13] 彭晓玲．外科护理学．北京：人民卫生出版社，2012.

[14] 盛振文，李少鹏．外科护理学．北京：北京理工大学出版社，2013.

[15] 齐静，吕静，李蓓蓓．外科护理学．上海：第二军医大学出版社，2012.

[16] 李建民．外科护理学．北京：人民卫生出版社，2011.

[17] 王前新．外科护理学．北京：高等教育出版社，2010.

[18] 李召，马晓飞．国家护士执业资格考试考点精练与综合训练——外科护理学．第 2 版．西安：第四军医大学出版社，2011.

[19] 贺清明，刘鹏．外科护理学．南京：南京大学出版社，2014.

[20] 陈文彬．诊断学．第 8 版．北京：人民卫生出版社，2013.

[21] 柏树令．系统解剖学．第 7 版．北京：人民卫生出版社，2008.

[22] 郭莉．手术室护理实践指南．北京：人民卫生出版社，2014.

[23] 宋峰．实用手术体位护理．北京：人民军医出版社，2012.

[24] 郭曲练，姚尚龙．临床麻醉学．第 3 版．北京：人民卫生出版社，2011.

[25] 王颖，颜范．移植护理必备．北京：北京大学医学出版社，2013.

[26] 宁宁，朱红．外科护理新进展．北京：人民卫生出版社，2010.

[27] 李凌江，于欣．创伤后应激障碍防治指南．北京：人民卫生出版社，2010.

[28] 宋峰，王建荣．手术室护理管理学．北京：人民军医出版社，2004.

[29] 胡德英，田莳．血管外科护理学．北京：中国协和医科大学出版社．2008.

[30] 姚礼庆，徐美东．实用消化内镜手术学．武汉：华中科技大学出版社，2013.

[31] 赵美燕．围手术期患者护理常规．北京：科学出版社，2010.

[32] 曹宴宾，潘丽华，尉姗姗．外科护士疾病手术治疗相关知识培训需求调查分析 [J]. 护理学杂志，2013，28(4):12–13.

[33] 周华，许媛．危重症病人营养支持指南解读 [J]. 中国实用外科杂志，2008，28(U):925–928.

[34] 刘枚．洁净手术部专科护理管理创新与手术护理风险防范处理 [M]. 北京：人民卫生出版社，2013.

[35] 胡必杰，茅茂军，关素敏．手术部位感染预防与控制最佳实践 [M]. 上海：上海科学技术出版社，2012.

[36] 吴庆群．创伤患者术后疼痛干预护理现状与进展 [J]. 航空航天医学杂志，2015，26(3):387–388.

[37] 黄志强．微创外科——不断发展的技术与理念 [J]. 中国实用外科杂志，2010，30(3):161–163.

[38] 王应强，李向莲，李幼平，等．全球肿瘤介入治疗的研究现状 [J]. 中国循证医学杂志，2013，13(9):1060–1072.

[39] 宋燕，蔡祎．螺旋管小肠镜无痛检查的操作配合及护理 [J]. 护士进修杂志，2011.26(16):1487–1488.